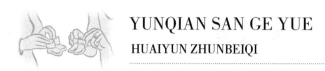

孕前三个月

——怀孕准备期

（第3版）

主　编　王丽茹　李兴春

编　者　（以姓氏笔画为序）

李　铁　李　倩　李兴春

李泽民　李效梅　李雪梅

吴凌云　姚绍坚　梁淑敏

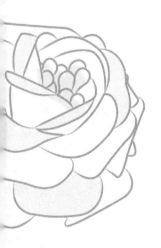

河南科学技术出版社

·郑州·

内容提要

本书在第 2 版的基础上修订而成，编者以每对夫妻都希望孕育一个健康聪明宝宝的美好愿望为出发点，详细介绍了运动健身准备、生活方式准备、饮食营养准备、心理准备、环境与物品准备、疾病的预防与用药禁忌、不宜怀孕或慎重怀孕的情况、最佳受孕条件及其他孕前必备常识等。本书内容通俗易懂，实用性强，适合计划怀孕的育龄夫妇阅读参考。

图书在版编目（CIP）数据

孕前三个月：怀孕准备期/王丽茹，李兴春主编. —3 版. —郑州：河南科学技术出版社，2017.1
ISBN 978-7-5349-8399-3

Ⅰ.①孕… Ⅱ.①王… ②李… Ⅲ.①优生优育—基本知识 Ⅳ.①R169.1

中国版本图书馆 CIP 数据核字（2016）267953 号

出版发行：河南科学技术出版社
　　　　　北京名医世纪文化传媒有限公司
　　　　　地址：北京市丰台区丰台北路 18 号院 3 号楼 511 室　邮编：100073
　　　　　电话：010－53556511　010－53556508
责任编辑：杨磊石　黄维佳
责任校对：龚利霞
封面设计：吴朝洪
版式设计：王新红
责任印制：姚　军
印　　刷：三河市春园印刷有限公司
经　　销：全国新华书店、医学书店、网店
幅面尺寸：170 mm×240 mm　　印张：13　字数：200 千字
版　　次：2017 年 1 月第 3 版　　2017 年 1 月第 1 次印刷
定　　价：28.00 元

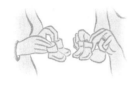

第3版前言

　　《孕前三个月——怀孕准备期》自 2010 年初版、2013 年修订再版以来，已多次重印，说明育龄青年对孕前的准备是很重视的，这比只注意孕妇保健有了很大的提高。注意怀孕前的准备，对于优生是一个关键问题，不可小觑。为与时俱进，我们再次对本书进行了修订，使内容更全面、更具体，更适合育龄青年参考使用。修订后主要有以下特点。

　　1. 在最佳受孕方面增加了一些具体内容，如受孕最佳生物钟的选择、性生活频率的要求、受孕的良好环境及最佳性交体位等，这些都关系到受孕问题，也是优生的基础条件，必须重视和掌握。

　　2. 心理准备很重要。夫妻准备要孩子，不可忽视心理准备，而且心理准备应该是最先考虑的。如排除不必要的顾虑、不要有生男生女的负担、夫妻保持乐观情绪，这些都是非常必要的。就是在夫妻性生活时，也必须有良好的心理状态。此次修订特意充实了心理准备方面的内容。

　　3. 怀孕前一定要有好的身体条件，要防病，要检查身体，缺什么补什么，保持夫妻身体营养平衡状态，使精子、卵子更健康，更富有活力。只有在这样的情况下精子、卵子结合，才会更利于优生。

　　4. 增加了不同职业女性孕前准备的不同要求和加强了男性准备的内容。

　　总之，修订后的《孕前三个月——怀孕准备期》的内容更具体、更实用、更全面，更有利于帮助育龄夫妻生个健康、聪明的好宝宝。

王丽茹　李兴春

2016 年 6 月

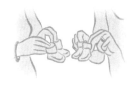

第1版前言

准备怀孕时读读这本书

据调查,青年男女怀孕有 35％没有计划,还有 47％的人虽有怀孕计划,但没有怀孕准备,只有 18％的人是有计划、有准备地怀孕,这对优生优育极为不利。

"凡事预则立,不预则废"。生育也是一样,必须预先有所准备。

怀孕前 3 个月是怀孕的准备时机,是实现优生优育的第一步。因此,要做好以下准备。

1. 要做好身体检查,调节生活方式,保证"种子"优良,"土地"肥沃,是优生的关键。

2. 夫妻准备怀孕时,要加强饮食调理。孕妇必须检查营养状况,补充必需的和缺乏的营养成分,确保怀孕前 3 个月营养充足,这对胎儿正常发育十分重要。

3. 心理准备很重要。夫妻双方心理健康,对生一个健康的宝宝有所准备,这对母子健康都有益,因为母亲的心理负担会直接影响胎儿。

4. 环境及物品准备,主要做好孕妇怀孕期间所需物品的准备,比如准备孕妇的衣服、鞋子等。

5. 孕前疾病预防,主要预防遗传病和常见病、传染病,防止下一代的生理缺陷,提高生育质量,为优生优育打好基础。

6. 受孕时要有最佳条件,比如年龄、季节等。

7. 祝贺你怀孕了,主要是要尽早通过检查确认自己怀孕了。然后就要按照孕妇的要求去处理饮食起居,以利胎儿的健康发育。

王丽茹　李兴春

2009 年 9 月

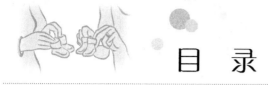

目 录

四、饮食营养准备

五、心 理 准 备

八、不宜或慎重怀孕的情况

九、最佳受孕条件

十、其他孕前必备常识

十一、祝贺你怀孕了

一、怀孕准备需要3个月时间

"凡事预则立，不预则废"，生育也是一样，必须先有所准备。

据调查，35％的青年男女怀孕没有计划，还有47％的人虽有怀孕计划，但没有怀孕准备，只有18％的人是有计划、有准备地怀孕。无计划、无准备的怀孕对优生优育极为不利。

专家认为怀孕前3个月是怀孕的准备时期，是实现优生优育的第一步。因此，想怀孕又适合怀孕的夫妻在做怀孕准备时必须注意很多事情，以利怀孕，并为孕妇健康和胎宝宝发育打下良好的基础。

孩子是夫妻爱情的结晶。所有的父母都希望自己的孩子健康、聪明、漂亮。孩子的健康与聪明不但与母亲怀孕时的情况密切相关，而且与父母生育前的状况也有很大关系。所以，要想生个健康、聪明的小宝贝，夫妻双方在生活各方面都要格外注意，千万不可马虎大意。应该注意夫妻双方的健康状况、心理状况及所处的社会环境、身体疾病及饮食方面，男女双方的职业及财政状况也要有适当准备。

孕前夫妻准备包括身体健康、调整生活习惯、防治疾病、补充营养、改变避孕方法等，是比较复杂的事，必须有充分准备和较长时间的调理。比如：不吃避孕药后，药物成分完全从女性体内排出，需要3个月以上的时间；人工流产的女性至少要间隔6个月以上才能再次怀孕；接受过X线照射的女性，必须在4周以后才可以怀孕；营养不良贫血的女性在积极治疗后各种指标达到或接近正常值时才可以怀孕，一般需要几个月的时间。所以，怀孕准备时间需要3个月以上时间。如果本人对一些准备工作不够认真,还需要更长的时间。总之,具备了符合怀孕条件的时候才可以怀孕。

1. 女性怀孕前应做的准备内容

女性孕前准备,要注意如下5个方面。

(1)合适的体重:如果体重低于正常值。应适当增加饮食,锻炼身体,使体重达到标准,储备足够的营养,为将来胎宝宝的正常发育打下良好的基础。而超重的女性,最好在怀孕之前适当减肥,待降到标准体重后再怀孕。因为怀孕后体重还要增加约12.5千克,过于肥胖的女性,易发生高血压、糖尿病、巨大儿、难产等并发症。

(2)体内储备必需的营养:主要是蛋白质、钙、铁、维生素等。准备怀孕的女性可多吃些牛肉、鱼肉、动物肝脏、绿色蔬菜、乳制品、谷类、海产品等。这些食物含钙、铁、叶酸及微量元素较高。

(3)戒除不良习惯:吸烟、饮酒、吸毒等对精子、卵子及受精卵均有毒害作用,应在怀孕前先戒除。等怀孕后再戒,为时已晚。

(4)避免工作环境中的不良因素:如放射线、噪声、化工原料等。有条件的应调换工作岗位。

(5)身体健康离不开好的精神状态:女性怀孕前除了身体健康,还要有好的心情。精神愉快也是怀孕期间的一个重要方面。

2. 准爸爸也要做好多方面的准备

生儿育女不光是女人的事情,而是夫妻双方的事情。丈夫是直接参与者,而且未来宝宝的健康与爸爸的健康状况有很大关系,若认为生孩子的事只是女人的事,则大错而特错。如果夫妻决定生个宝宝,准爸爸应该在日常生活中多注意以下几个方面的问题。

(1)保持精神愉快,避免精神状态长期不佳:人的大脑皮质处于正常工作状态的时候,睾丸的生精功能及性功能正常。如果长期处于压抑、悲观、沮丧、忧愁等状态下,大脑皮质会发生紊乱,神经内分泌功能会发生异常,睾丸的生精功能和性功能都会发生障碍,有可能会产生质量不高的精子,直接影响优生。

(2)戒除不良习惯:最好是在妻子孕前3个月戒掉烟酒。因为男子的精子生成时间为10～11周,这期间如果丈夫吸烟,体内残存的尼古丁会造成精子的异常,进而可能造成妻子流产、死产、胎盘损坏等现象,或者生出低体重儿、畸形儿、发育不健全的孩子。酒精对男性的生殖系统有一定的毒害作用,可以使精子发育不良或丧失活动能力,从而对胎儿产生不良影响。丈夫饮酒过多,可导致新生儿出生体重过低、智力低下等。有资料表明,妻子怀孕前一个月,如丈夫每日饮酒量折合酒精30克,妻子生下的新生儿出生体重较对照组下降236克。这种情况下出生的低体重儿会出现喂养难、抵抗力低、易生病、生长发育迟缓、智力低下等现象。

(3)合理饮食,避免饮食不良或偏食:精子的产生与饮食成分有一定的关系。食物中若缺乏钙、磷、维生素A、维生素E等物质,精子的产生就可能受影响,或者产生一些质量差、受孕能力弱的精子。故妻子准备怀孕前,丈夫也应调整饮食,确保各种营养素的供给。

(4)少接触或不接触不良物质或环境:许多化学物质,如铅、汞、镉、锡等都可使精子受到伤害。农药,如二溴氯丙烷、甲基汞等可导致流产、死胎、新生儿缺陷;还有很多药物,如抗组胺药物、吗啡类药物、抗癌药、类固醇药、利尿药等,可导致新生儿缺陷及婴儿发育迟缓、行为异常、颅脑肿瘤等。因此,在妻子怀孕前丈夫应停药半年以上。腹部接受X线照射者,应让妻子在2～3个月后受孕为宜。同位素、电磁波或高温作业均可使精子异常,造成新生儿不同程度的缺陷,应尽量避免。

(5)避免性生活过频和不当:尽管睾丸每天都可以产生精子,但精子必须在附睾里发育成熟。一次射精之后,一般需要3～5天才能使有生育能力的精子数量恢复正常。因此,过于频繁的性生活会使每次射精的精子数量减少,并且会有不正常的精子产生。如果此时受孕,胎宝宝的健康不能保证。另外,性生活中断、手淫或性生活不规律(如长期分居)等不当现象,会导致前列腺慢性充血,发生无菌性前列腺炎,影响精液的营养成分、精液量、黏稠度等,甚至有可能诱发不育或精子异常。在女性排卵前一周,应将老化的精子排出去,以保证最有生命力的精子与卵子结合。

(6)防止睾丸过热,避免热水浴:睾丸产生精子的温度需要比正常人体温低1～1.5℃。有资料表明,正常人连续3天在43～44℃的温水中浸泡20分钟,精子密度可降到1000万/毫升以下,并持续3周左右。高温能减少精子数量,降低精子成活率,因此,对精子数量少、成活率低的不育患者,性生活过频及过久的热水浴是不适宜怀孕的。

所以,妻子准备怀孕时,男性不要穿紧身裤,不要洗桑拿浴和热水澡,否则会使精子数量减少,甚至导致不育。

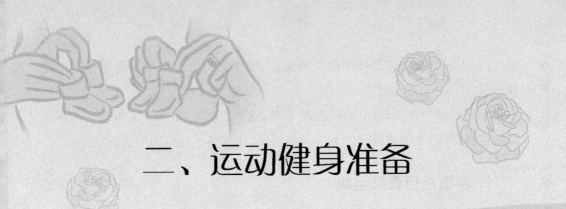

二、运动健身准备

1. 孕前适度运动健身对受孕有益

越来越多的证据表明,夫妻双方在计划怀孕前的一段时间内,若能进行适宜、有规律的体育锻炼,不仅能提高身体素质、强身健体,而且对受孕优生有益。怀孕前准妈妈适当锻炼可以增强母体体质,同时促进机体代谢,具有协调和完善全身各系统功能的作用,而且还能提高性功能,以便为受精卵提供优质的卵细胞。在运动过程中,由于神经系统和垂体功能的调节,各类性激素分泌增加,使得卵巢、子宫、乳房等性器官的功能发生了一系列变化,为胚胎组织的生长和发育提供了良好的基础。还可以促进女性体内激素的合理调配,确保受孕时女性体内激素的平衡与精子的顺利着床,降低怀孕早期流产率,而且可以促进胎儿的发育和出生后宝宝身体的灵活程度,更可以减轻孕妇分娩时的难度和痛苦。运动还可消耗体内多余的脂肪,减少孕期并发症。只有健康的身体才可以承受怀孕的负担和保证胎儿的健康发育。适当做运动可以增加心肺功能,提高血液的含氧量,满足怀孕期间胎儿在孕妇腹中对氧气的需要。而在怀孕前一定量的腰腹运动,还会对产妇生产后的体形恢复有很大帮助。

相比孕中与产后运动,孕前锻炼没有孕中运动的潜在危险性和产后运动的机体被动性及低效性,能把母体的各项功能调节到最佳状态,为宝宝提供一个良好的胚胎环境。

同时,适当的体育锻炼还可以帮助丈夫提高身体素质,确保精子的质量。

因此,对于任何一对计划怀孕的夫妻而言,应该进行一定时期的有规律的运动再怀孕。

进行运动一定要循序渐进,坚持不懈,这样机体的变化是缓慢的。只有不断地坚持锻炼,才能使身体的素质得到提高,达到怀孕对身体的要求。

2. 孕前进行有氧运动

运动可分为有氧运动和无氧运动。

有氧运动是一种新兴的体育运动方式,因简便易行、安全有效而被人们认可。对于那些日常工作繁忙、运动量不大的小夫妻来说,这种运动方式非常合适。由于有氧运动是以充足的氧气交换带动全身器官的活动,所以非常适合备孕的夫妻,既可以避免运动伤害,又可以调理身体,为孕育健康宝宝打好基础,可谓一举两得。

在进行有氧运动的过程中,人体吸入的氧气量与身体的需求量相等,从而可以达到生理平衡。有氧运动的衡量标准是心率,心率保持在 150 次/分钟为有氧运动,因为此时血液可以为心脏供给充足的氧气。有氧运动的特点是强度低,节奏感比较强,而且可持续时间也比较长。每次锻炼的时间不要少于 30 分钟,每周锻炼 3～5 次。

在进行有氧运动时,由于肌肉收缩需要大量的氧气和营养,心脏的收缩次数会随之增加,每次输出的血液量也比平时增多。同时,身体对氧气的需求量也会相应增加,呼吸次数也比平时增多,肺部的扩张程度也会变大。当运动持续的时间比较长时,肌肉长时间处于收缩状态,心脏就必须努力向肌肉供给氧气,同时带走肌肉产生的废物。这种持续性需求,能够提高心肺耐力,从而改善身体的血液供应,降低发生心脏病的概率。为了将来小宝宝的健康,现在就让身体处在最佳状态是很有必要的。

有氧运动主要包括散步、跑步、游泳、瑜伽、普拉提等。

3. 制订合理的孕前健身计划

妇女孕前应制定一个科学的健身计划,以提高其身体的耐力性、力量和柔韧性,至少应在怀孕之前 3 个月开始健身,这样可以使身体更加强壮,达到怀孕的要求,使孕期生活更加轻松地度过。妇女在孕前健身方法要符合女性身体结构的特点。对女性来说,力量小,耐力相对差,但柔韧性和灵活性较强,因此,宜选择健美操、游泳、慢跑、郊游等对体力要求较低的运动。同时,以上运动都属于全身性运动,并有相当的运动强度,能消耗体内过多的脂肪,有利于体形美和肌肉发育,强健身体,并助育更助孕。

孕前锻炼的时间每天应不少于30分钟,每周3～5次。节假日还可以进行登山、郊游等户外活动。还可以选择太极拳、瑜伽调整心态,放松神经。另外,准妈妈要做腹肌和骨盆底肌的锻炼。女性生殖器官位于骨盆内,子宫居于盆腔中央,女性腹压的方向几乎和盆腔出口平面垂直,所以骨盆底肌承受着较大的腹压。如骨盆底肌不够有力,会导致子宫位置不正,影响正常分娩。因此,可选择仰卧起坐、提肛运动进行锻炼。

 提示:

避免剧烈的运动。一些冲撞力大的运动,如足球、篮球、网球、骑马等,在运动过程中有可能会对生殖器官造成损伤,正常体重的女性如进行剧烈运动可使受孕率减少42%。体重正常的女性进行剧烈运动越多,她们的受孕率就会越低,所以在备孕的这段日子里应暂时远离剧烈运动。

4. 孕前宜多散步

散步是健身最好的方式之一,是有氧运动。

散步时四肢自然而协调的动作,可使全身关节筋骨得到适度的运动,加之轻松自如的情绪,可以使人气血流通,经络畅达,利关节而养筋骨,畅神志而益五脏。散步,不但可以健身,而且能够防治疾病,是一种简单易行、行之有效的运动养生方法。特别是不受年龄、性别、体质及场地的条件限制,随时随地皆可行之,所以历来为人们所喜爱。

散步时宜从容和缓,不宜匆忙,更不宜使琐事充满头脑,以达到解除大脑疲劳、益智养神的目的。悠闲的情绪,愉快的心情,不仅可以提高散步的兴致,也是散步养生的一个重要条件。

早晨、饭后、睡前均宜散步。早晨太阳升起后是散步的好时间,在庭院之中,或是在林荫道上均可。不要在车辆、行人拥挤的交通要道上散步,也不要在杂乱的噪声及机动车排放尾气的马路旁散步,这对心情和呼吸道都不利。最好是在林木较多的地方,空气清新,可调气而爽神。散步时要注意天气变化适当增减衣服。

如果怀孕前夫妻双方坚持散步,以悠闲的情绪愉快地健身,就能为健康受孕提供良好的条件。

5. 孕前做跳绳运动

跳绳是一种非常有弹性的运动方式,它适合于任何人、任何季节、任何地点,是受大家喜欢的运动。孕前准爸爸、准妈妈参加跳绳锻炼,对提高身体素质、强健身体有益。

跳绳对生育没有直接影响,但是它可以帮助增强体质,练就健康的体态。跳绳跟任何运动一样,要循序渐进。开始时,1分钟在原地跳,跳完1分钟,可以去做些放松运动,休息1分钟,再跳2分钟。3天后即可跳5分钟(先跳2分钟,做些放松运动,休息1分钟,再跳3分钟),1个月后可持续跳上10分钟。跳绳要注意速度,开始时速度可稍慢,每分钟100次左右,如果还需要减肥,则速度可稍快,每分钟达120次左右。

跳绳时应穿质地软、重量轻的高帮鞋,选择软硬适中的场地,切莫在硬水泥地上跳绳,落地时避免脚跟着地,防止脚踝、膝关节损伤。

如果孕前夫妻二人同时参加跳绳,并变换不同的跳绳方法,会使心情更加愉快,锻炼更有趣味,有利于感情的和谐。

提示:

跳绳前先做腿部、腕部、踝部准备活动,跳绳后则可做些小腿拉伸的动作。

6. 参加慢跑

慢跑是一种中等强度的锻炼方法,近年来流行于世界各地,被誉为"有氧代谢运动之王"。

慢跑是一种轻松愉快、自由自在的运动,想要孕前瘦身减肥,可以通过慢跑来达到理想体重,有利于受孕优生。

慢跑不需要任何运动器械,不受时间、地点的限制,并且运动效果明显。慢跑时的供氧量比静止时多8~10倍,能使心脏和血管得到良性刺激,可有效地增强心肺的功能和耐力。通过适当的慢跑,可增强腿力,对全身肌肉,尤其对下肢的关节、肌肉有明显的锻炼效果,并且能减轻体重。同时,慢跑可提高机体代谢功能,调节大脑皮质功能,使人精神愉快,促进胃肠蠕动,增强消化功能。对于缺乏锻炼基础的人,应先进行步行锻炼,然后过渡到走跑交替(间歇跑),使机体有个适应过程,最后再进行慢跑运动。

慢跑运动可分为原地跑、自由跑和定量跑等。据专家测算,慢跑平均每分钟消耗41.8~54.34千焦(10~13千卡)的热量。慢跑应选择空气新鲜、道路平坦的场所进行,不要在饭后立即跑步,也不宜在跑步后立即进食。

慢跑无论何时开始,都有效果,起初可以少跑一些,或隔天跑一次,经过一段时间的锻炼后,再逐渐增加,最终每天不要超过2500米。

慢跑时,动作要自然放松,呼吸应深长而有节奏,不要憋气。跑步速度不宜太快,不要冲刺,要保持均匀速度,以主观上不觉得难受、不喘粗气、不面红耳赤、能边跑边说话为宜。有条件的话,最好夫妻俩一起跑步。

跑步时要换上合体、舒适而有弹性的衣服和运动鞋袜,以免在运动中造成伤害,有些潜在的慢性损伤可能会影响孕育。

慢跑后可做一些整理活动,及时用干毛巾擦干汗水,穿好衣服。

 提示:

孕前健身要避免颠簸。专家提示,过度颠簸会影响体内激素的分泌,妇女每周跑48千米以上,月经周期和排卵规律就会发生变化,影响受孕,因此,在准备受孕期间,妇女要避免颠簸。

7. 游泳健身

有些较胖的年轻夫妻想怀孕要孩子,孕前可进行游泳健身,以达到合格的体重和健壮身体。

由于水的浮力作用,使肥胖者的体重大部分被水的浮力抵消,使人在接近失重的状况下进行运动,这就大大减轻了肥胖者运动时下肢的沉重负担。这不仅使肥胖者能在水中轻松自如地运动,而且还可大大减少下肢和腰部运动损伤的发生率。在水中游泳,水的压力、阻力和浮力对人体也是一种极好的按摩,对医治因肥胖带来的一系列疾病有良好的效果,而且肥胖者的心血管系统负担也不会过大。试验证明,游泳还能有效缓解大脑的紧张程度,并降低血管平滑肌的敏感性,有预防和治疗高血压的作用。同时,游泳可使胸肌、膈肌和肋肌等呼吸肌得到锻炼,从而改善肺的功能、提高呼吸效率,并增强肺泡弹性。作为水平运动,游泳可减轻心脏和脊柱负担。水的刺激和压力还可改善供血状况。除了可防治呼吸系统疾病和心血管疾病外,游泳对于防治腰腿疼痛、关节炎、神经衰弱症也有较明显的效果。

8. 打打太极拳

专家指出,平时锻炼少的年轻女性,想怀孕要孩子不妨练习太极拳。经过一段时间的健身锻炼,不仅能提高身体素质,而且更有利受孕。

打太极拳,轻缓、安全,强度也较好掌握。先静心,调节呼吸使小腹不断起伏,完成肘底捶、转身推掌、玉女穿梭三个动作,使身体内部脏腑也跟着运动起来,可以很好地锻炼下肢肌肉的力量。另外,打太极拳可舒筋活血,使气血流畅,也有利于生殖健康,能够助孕。

9. 爬楼梯健身

住在城市中的年轻夫妻,大多住在楼群中,不妨利用楼梯这一条件进行健身锻炼,爬楼梯是一种孕前健身的好方法。

有学者调查发现,一周登 5000 级(每天 714 级,相当于上下 6 楼 3 次)阶梯的人,其病死率比不运动者低 1/3。爬楼梯消耗的热量,比静坐多 10 倍,比散步多 3 倍,比步行多 1.7 倍,爬 6 层楼梯 2～3 次相当于 800～1500 米的运动量。另外,爬楼梯也是一种全身运动,运动时下肢肌肉、骨、关节、韧带都能得到锻炼,使肌肉发达,关节灵活,同时使神经系统的反应更灵敏,可使全身血液循环加快,改善心肺功能,促进消化吸收,改善血脂代谢,延缓动脉硬化的发生,并使心脏处于良好的功能状态。也就是说,经常进行爬楼梯运动,可以在较短的时间内让全身得到较好的锻炼,这种有氧运动对于孕前健身效果较为明显。

爬楼梯锻炼应该注意以下 4 点。

(1)不要影响邻居行走。进行爬楼梯锻炼,最好在清晨邻居大部分尚未起床时,这时楼道中行人极少,不会因锻炼产生干扰。

(2)不要摸黑锻炼。有些楼道采光不好,锻炼时可打开楼道的电灯,增加照明度,以便看清梯级。

(3)不宜穿拖鞋。进行爬楼梯锻炼时,以轻装、空手为好,不宜穿拖鞋,一方面拖鞋走路的声音太大容易惊扰他人,另一方面容易松脱或摔跤。

(4)上下楼时应集中注意力,保持稳健从容的步态。扭伤多发生在下楼时,因此,下楼时不要过急,要注意步步踩实。

10. 孕前普拉提运动

普拉提运动能够塑造腰部、腹部及臀部的肌肉曲线,在美化形体的同时加强机体器官的功能,增强控制、柔韧和协调能力。普拉提动作相对平和,而且每个姿势都必须和呼吸协调,几乎不会产生对关节和肌肉的伤害,对于女性朋友来说,是一种可以终身练习的运动,非常适合备孕的女性。下面介绍一些简单的普拉提动作。

(1)单腿动作:仰卧,将上体抬起,肩膀离地,左腿伸直,右腿弯曲。右手从外侧抱住足踝,左手抱膝呼吸 1 次。换腿重复动作。如此左右两侧交换各做 8～10 次。

整个过程中,上体不要放松,上背要离地。这组动作让身体更具有协调性,同时锻炼了身体上部的柔韧性,以及腹部肌肉、脊椎和骨骼的灵活度。

(2)双腿动作:仰卧,上体抬起,双膝收到胸前,把身体团紧。然后双手抱膝,吸气,并伸展开身体。呼吸的同时把身体收回到团紧状态。重复 6～10 次。注意做动作时上体保持不变,肩膀要离开地面,打开身体的时候,双臂从前到上,收回时是从旁边收回,抱膝。

这是一组伸张的、类似游泳的动作,可以让身体和身体关节伸展开来,得到完全的放松。

(3)侧面动作:侧卧,让头、肩、髋在一条直线上。双腿稍向前收,左腿脚尖蹬地,脚后跟抬起,右腿抬起与髋同高,吸气右腿后展,夹臀,呼气时向前踢两次。换腿,重复。两侧各做 6～8 次。做动作时肩膀要放松,上体不能松懈。这组动作可以强化上肢肌肉,包括胸肌、上背部肌肉及腹横肌,同时提高肌肉的柔韧性。

(4)全身动作:手和足的位置固定不动,双腿弯曲,左腿在前,右腿在后。吸气时单臂支撑身体起来,这时全身挺直成一条线,呼气时缓缓落下。然后,换腿练习,各做4～5次。动作尽量缓慢,控制有力。在完成时若有困难,可用肘关节支撑于地上。这是关于身体平衡性的锻炼,同时锻炼了双腿各关节的灵活度。

11.瑜伽健身

调查发现,瑜伽能够使一些慢性疲劳综合征慢慢消失,也使很多女性朋友找回了属于自己的"性"福。

瑜伽练习的本质就是精神和肉体的统一,通过练习瑜伽男女双方可以平衡和协调阴阳的能量。这是一种追求和谐与平衡的自然方法,通过练习得来的平衡与和谐使男女双方在性统一方面得到改善。女性体内有一组被称为"PC"的内部肌群,对女性来说,性交过程中PC肌群的力量和性高潮有直接的关系,加强PC肌群的锻炼会增强双方的性快感,而部分瑜伽练习就是针对PC肌群的。

练习瑜伽能刺激身体的能量穴道。通过连续、有节奏的呼吸,能量在穴道间运行,加上某些瑜伽姿势可以反复收缩和放松"性核心"的肌肉区。长期这样锻炼,有助于拥有和谐的性生活,利于受孕。

练瑜伽要注意以下4点。

(1)瑜伽的锻炼时间选择。一般来说,只要保持空腹状态,一天中的任何时间都可以练习。清晨4—6时是练习瑜伽的最佳时间。

(2)注意瑜伽的锻炼地点选择。练习瑜伽最好能在干净、舒适的房间里,有足够的伸展身体的空间,避免靠近任何家具,房间内空气清新、流通。也可以选择在露天的自然地练习,如花园等环境较好的地方,不要在污染的环境和太阳直射下练习。

(3)注意瑜伽的衣着选择。练习瑜伽时应穿着宽松柔软的衣服,以棉麻质地者为佳,必须保证透气和练习时机体不受拘束。鞋子、袜子要脱掉,手表、眼镜及腰带等多余的物品都要摘下。

(4)道具的选择。不能在过硬或太软的地方练习瑜伽,最好使用专业的瑜伽垫,它能发挥缓冲作用,帮助保持身体平衡。在家中,使用地毯或对折的毛毯也可以。

 提示:

夫妻计划怀孕前做瑜伽,使性爱更加和谐,有益受孕。

12. 常做养肾操

要生一个健康聪明的宝宝,在孕前一定要注意养肾。肾健康是优生的基础。五脏六腑的精华均藏在肾中,肾中藏精并非单对男性而言。肾中精华充实,则身体强壮,精神焕发;肾亏不足,则筋骨懈惰,命折寿夭,无论男女均是如此。

(1)抛空:端坐,左臂自然屈肘,置于腿上,右臂屈肘,手掌向上,做抛物动作3～5次,然后右臂放于腿上,左手做抛物动作,与右手动作相同,可做5遍。

(2)荡腿:端坐,两腿自然下垂,先慢慢左右转动身体3次,然后两脚悬空,前后摆动十余次,此动作可活动腰、膝,有益肾强腰功效。

(3)摩腰:端坐,宽衣,腰带松开,双手相搓,以略觉发热为度,再将双手置于腰间上下搓摩腰部,直至腰部感觉发热为止。搓摩腰部,实际上是对腰部命门、肾俞、气海俞、大肠俞等穴的自我按摩,而这些穴位大多与肾脏有关。因此,搓摩腰部可起到疏通经络、引气活血、温肾壮阳的作用。

(4)弯腰:直立,双脚并拢,两手交叉上举过头,然后弯腰,双手触地,继而下蹲,双手抱膝,心中默念"吹"字音,可连续做十余次,常做可固肾气。

13. 上班族女性宜做的保健操

有的白领年轻女性平时工作忙,缺少运动,不妨在工作间隙做做简单保健操,这可达到工作健身两不误,同时对备孕的白领女性,做保健操还能提高卵子质量和受孕机会。

(1)预备势:坐在椅子上,两足分开,与肩同宽,全身放松,双目微闭。

(2)手梳头:双手十指作梳,从前向后梳理头发10次。

(3)拍头顶:右手轻拍头顶百会穴10次。

(4)运眼珠:双目眼珠向上、向下、向左、向右、斜上、斜下,顺时针和逆时针方向各旋转10次。

(5)转颈项:头颈向上、向下、向左、向右,顺时针和逆时针方向各旋转10次。

(6)转腰部:双手屈肘,虎口向外,拳心向内,上半身向左、向右各转动10次。

(7)揉腹部:双手重叠,拳心向内,隔空(不接触皮肤)揉按腹部,顺时针和逆时针各10次。

(8)擦背部:双手放在背部腰间(命门穴两侧),轻轻上下摩擦10次。

(9)擦膝盖:双手放在膝盖上,同时向左、向右旋转10次,再用拇指点按足三里穴(大腿外侧膝眼下3寸)10次。

(10)荡双腿:双腿分别伸直,在空中上下荡腿10次。

(11)擦足底:赤足,在地板上或地毯上摩擦10次(或用单手掌心按摩或叩打对侧足底涌泉穴100次)。

(12)收功:双手轻轻拍打胸、腹、背及四肢3次。然后,站起身来,伸懒腰和打呵欠各3次。

14. 孕前做俯卧撑练习

做俯卧撑能刺激雄激素,驱动性欲,提高体内雄激素水平最有效、最实用的手段莫过于进行力量锻炼,尤其是"性感肌肉"胸大肌的锻炼。北京科学健身专家讲师团讲师郭常杰称,雄激素下降会导致性功能下降,还会引起体力衰退、头晕目眩等问题。所以,抽空做做俯卧撑就行。尽量以胸部用力为主,上臂后部辅助用力。始终保持身体直线姿势,不要塌腰。也可膝关节先跪着,或扶凳子让上身抬高,以降低难度。

15. 想生宝宝多按摩腹股沟

生育一个健康的宝宝,优秀的精子是一个很重要的前提。适当按摩一下腹股沟区,对于提高精子的活力有不错的效果。

腹股沟区是一个比较薄弱的部位,是指下腹部两侧的三角区域。这个区域有腹壁形成的一个"裂隙",中间有腹股沟管穿过,男性的精索(对于女性来讲,是子宫圆韧带)就通过腹股沟管。精索中有运输精子的管道——输精管、供应营养的血管、支配行动的神经。所以说,腹股沟区是向精囊输送精子的"交通要道"。因此,正确地按摩这个部位,能有效地促进血液循环,改善局部的血供,进一步完善神经调控,促进精子的蠕动等,对提高精子的活力及质量有一定的好处。

具体的按摩手法是:平卧后,顺着腹股沟的方向,自下而上地按摩 30～50 次,力度中等,以感觉腹股沟区稍稍发热为止,每周坚持 3～5 次比较适宜。

为何要用力中等呢?因为腹股沟这个部位是一个"裂隙",所以才能让精索通过,这个部位很薄弱,是腹股沟疝的好发部位。所以,对这个部位的按摩切忌过度用力。

精子生成是一个系统工程,腹股沟按摩对提高精子活力有帮助,而对精子生成的源头把关则更为重要。

提示:

如何对"精子生成"的源头多多关照?①多吃鱼、豆制品、奶类、蛋类,吃适量油脂和干果等食物。②育龄男性应该远离烟酒、桑拿、高温作业及化工原料、农药等。③每天清洗下体,防止细菌感染。输精管结核易导致输精管阻塞,使精子无法排出体外,导致男性不育。

16. 运动健身应注意的事项

(1)合理安排,逐步养成习惯。锻炼应以心情愉快、不觉疲劳、精神振作为佳。

(2)尊重科学,讲究方式。锻炼身体除讲究心理卫生,排除杂念、情绪饱满、全神贯注进行锻炼外,还要讲究正确的运动姿势,而且要根据生理和心理状态,一切从实际出发掌握运动量。

(3)应选择平坦开阔、空气新鲜的地带进行运动,为人体提供足够的氧气。

(4)在运动之前,要做伸臂扩胸、扭腰转体、屈膝压腿、缓步小跑等一系列准备工作,只有这样,运动后才能更好地放松四肢。运动后要做好放松整理运动,并禁止短时间内用冷水冲头沐浴及马上洗澡,以免产生不适。

(5)运动前不要吃得过饱:运动前1～2小时吃东西较为合适。食物吃进胃里需要停留一段时间才能被消化吸收,如果运动前吃得过饱,胃肠膨胀,膈运动受阻,腹式呼吸不畅,会影响健康。运动前应少食产生气体的食物,如豆类、薯类、萝卜、鱼肉等,因肠胃运动缓慢,气体不易排出,会造成气体淤积,运动时易产生腹痛。

(6)运动后不要立即吃东西:运动时,胃肠供血少,运动后立即吃东西会影响胃肠消化功能,长此以往会引发疾病。特别是冬季运动后,不要吃过烫食物,热刺激食管、胃肠后,易引发便血等症状。

(7)运动后不要大量喝水:夏天运动出汗多,易渴,如果这时大量喝水,会给消化和身体血液循环系统及心脏增加沉重的负担。大量喝水还会引起体内钙质流失,从而导致抽筋、痉挛等现象。正确的做法是,运动后稍事休息,再适量喝点淡盐水。

(8)运动后不要马上吃冷饮:人体正常体温约为37℃,运动后体温可升至39℃或更高。立即吃冷饮容易造成肠胃功能紊乱,出现胃痉挛、腹绞痛。

(9)体育锻炼贵在持之以恒。"三天打鱼,两天晒网"就会前功尽弃。

(10)适度健身,不能过度。一项新的研究显示,女性如果花太多的时间运动,过度锻炼健身,不孕的概率比适度运动者高3倍。

挪威科技大学的研究人员对3000名女性进行了10年调查。结果发现,有两种人特别容易不孕。一种是几乎每天都进行运动的女性,另一种是在健身运动时,总喜欢耗尽所有体力,把自己弄得疲惫不堪的女性。若一个人同时拥有上述两种运动习惯,不孕概率更高。所以女性孕前锻炼健身一定要适度。

(11)选好锻炼时间:锻炼要选好时间,尤其是晨练,不宜过早进行。时间越早,天就越黑,气温越低,不仅容易摔倒,而且也容易受凉而引起感冒、支气管炎等疾病。等太阳升起来后再进行锻炼才比较合适,但也要注意保暖。如果早上没有时间进行锻炼,那么晚上7—8时再锻炼也是不错的选择。

17. 月经期健身注意要点

月经期一般女性可以适当健身运动,以促进血液循环,特别是能够改善盆腔内生殖器官的血液循环,减少充血。同时,在健身活动中,腹肌和盆底肌肉的收缩和舒张活动又有利于经血的排出。不过,在月经期运动时最好注意以下几点。

（1）缩短锻炼的时间，放慢速度，以减少运动量，达到放松肌肉的作用，可以散散步，做做广播操（不要做跳跃运动）。

（2）不能参加游泳健身运动，也不宜洗冷水澡及用冷水洗足部，以免造成感染和月经失调。

（3）避免参加震动过大的运动。月经期间不宜参加如跳绳、慢跑等运动，也不宜进行俯卧撑、仰卧起坐等增加腹压的力量性锻炼，以免引起经期流血过多或子宫位置改变。

（4）避免竞争激烈的比赛。月经期参加这些活动，容易因高度的精神紧张而导致内分泌功能紊乱，出现月经失调。

（5）如果在运动过程中感到头晕、恶心、心慌，则应立即停止运动，不要勉强。

（6）运动后应注意保暖，避免运动后大量出汗而受风着凉。

经期，许多女性会出现身体不适的情况，因此，在经期到来前3天，可以根据自己的情况来决定运动形式，以轻柔、舒缓、放松、拉伸的运动为主，如冥想型瑜伽、初级的形体操，或只是在家做一些简单的伸展动作。通过这些轻运动帮助身体血液顺利流通，缓解压力。运动期间，一定要避免对腹腔施压，避免将腿抬得过高。如果感到疲劳，发现出血量突增或暴减的情况，须立即停止运动。经期第5天，身体开始恢复，此时可以开始进行慢走等有氧运动。需要提醒的是，以上是针对正常情况进行的分析，个别有特殊情况的女性不在此列。

18. 孕前准妈妈应将体重调整到最佳状态

计划怀孕的女性过胖或过瘦，内分泌功能都会受到影响，不仅不利于怀孕，还会增加婴儿出生后第1年患呼吸道疾病或腹泻的概率。

女性过胖即体重高于标准体重的20%，皮下脂肪中能转变为雌激素的物质增多，因而雌激素水平增高，雌激素的低潮消失。出现雌激素高潮低潮变化的紊乱。可能月经变为无规律，甚至闭经，因此，过胖会使受孕的机会大大降低。

肥胖女性不易受孕，且怀孕后的产科合并症也较多，过度肥胖的女性妊娠高血压综合征、巨大胎儿、胎盘早剥、难产及胎死宫内的患病率都远远高于正常体重的女性。

肥胖还会导致阴部多汗、外阴炎、湿疹及大腿根部摩擦性皮炎，这些疾病有瘙痒等症状，不仅给患者带来许多难言之苦，而且还会引起性欲缺乏、性淡漠等，以致影响性生活，减少受孕机会。

女性太瘦，即体重比标准体重低10%以上，或者在短期内体重急剧下降，体内激素调节紊乱，也同样会使月经规律失常。出现月经变稀、血量减少，其实这是一种营养缺乏或失调的表现，也不利于怀孕。有的育龄女性，为追求苗条的身材而盲目限制饮食，这不但会使身体过瘦，而且会导致月经失调，影响身体健康和怀孕。

体重超重的女性，需要在怀孕之前3个月开始有计划地合理饮食和运动，注意控制热量的摄入，少进食油腻及甜味食品等，进行适量的体育锻炼，以达到或接近标准体重，身高(厘米)－105＝标准体重(千克)。

体重低于标准体重的女性在怀孕之前3个月要注意运动和营养补充。多摄取优质蛋白质和富含脂肪的食物，如猪瘦肉、蛋类、鱼类及大豆制品。不要节食，应增加食量以达到孕育标准的体重。

总之，无论过瘦或过胖，在准备怀孕前，女性都应通过进食和运动积极调整体重，争取使体重处于正常水平。

有的女性原来就喜好运动，但运动的项目不一定适合怀孕后的运动要求，如长距离快跑、跳跃运动、打篮球、踢足球、玩单杠双杠等，都是不适合孕妇参加的运动。准妈妈孕前运动项目应按孕后的运动要求去做，为怀孕后自然而然地继续运动锻炼打基础。

19. 准爸爸身体也不要超重

孕前准妈妈体重要合格，准爸爸的体重也要正常。

肥胖和营养不良的爸爸都是不合格的。肥胖影响男性生育能力。美国的研究提示，肥胖会使男性的激素水平发生变化，导致生育能力下降，与较瘦的男性相比，肥胖男性血液中的睾丸激素水平较低。肥胖还会导致性欲缺乏，并增加发生勃起功能障碍的可能性。营养不良则会直接影响男性的生殖功能和生育能力。想要孩子的男性如体重低于标准体重，应增加进食量，多摄取优质蛋白质和富含脂肪的食物，如瘦肉、蛋类、鱼类及大豆制品等；如果体重超重，应制订一个科学合理的食谱，并加强体育锻炼，调理好体重。

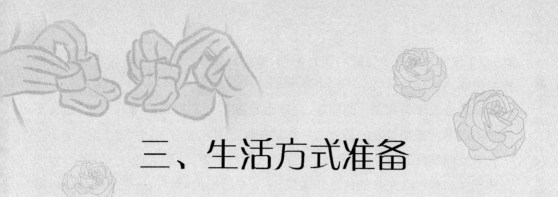

三、生活方式准备

1. 孕前要有好的生活方式

(1)规律作息:良好的作息时间可以让生活节奏从容、有规律,让身体和心情都得到良好的休养。不要长时间熬夜工作、夜生活过频等,最好制定正常的作息时间表,使之符合健康自然的生活规律。

(2)多做健身运动:慢跑、散步、游泳、乒乓球等运动项目都属于方便的运动,每周做3～5次30分钟以上的这类运动,可以使孕前准爸爸、准妈妈体力大增,为孕育一个健康宝宝奠定基础。

(3)掌握更多孕育知识:对生育知识了解得越多,心理和物质上的准备就会做得越充分,买几本专业书籍,找几位有经验的前辈聊聊,都会让你受益很多。

(4)多听音乐:美好的音乐可以陶冶人的性情,启发灵感,父母对音乐的爱好会传递给宝宝,这会让宝宝一生受益无穷。

(5)不要长时间上网、玩游戏或看电视。尽量少使用能造成电磁污染的电视、音响、电脑、微波炉、手机等。

(6)生活环境舒适宁静,保证周围没有嘈杂的声响。

(7)每天按时吃饭,减少在外就餐的次数,饭菜应可口又有营养。

2. 保持适度、良好睡眠

宝宝的作息习惯是在孕期建立的,准妈妈作息习惯是会影响到胎儿的。因此,为了宝宝以后有个良好的作息习惯,准妈妈应从孕前开始培养自己良好的作息习惯。

睡眠是人体自我调适的需要,在睡眠状态中大多数细胞得到休息,而且多项脏腑排毒功能和骨骼的造血功能都是在睡眠中完成的。

人夜间睡眠是消除白天活动所致疲劳的最重要、最基本的方式。睡眠可使身体和大脑都得到充分的休息和调整,使受损的肌肉、器官、神经细胞都得以修复,使身体各种组织和细胞都得以更新和生长。睡眠还可以增强人体对疾病的抵抗力,白天无法消灭的病菌、病毒、有毒物质在夜间都可得到有效的消除。如果夜间有良好的睡眠,早晨醒来精神会更加饱满,精力更充沛,全身充满着活力,情绪良好,脑、体均受其益。所以说,良好适度的睡眠对人的身心健康都有益。睡眠对人如此重要,其对准备怀孕的准妈妈来说作用就可想而知了。

(1)如果睡眠不足其危害很大

①影响免疫功能:长期睡眠不足可导致免疫功能下降。

②伤肝:大部分患肝病的人都有熬夜的习惯。

③伤心:不少心律失常或血压不稳定的患者,根本的原因在于睡眠时出现缺氧现象。

④溃疡:经常熬夜的人患溃疡的概率高。

(2)要做到良好适度睡眠

①固定的入睡时间:每晚大约 10 时,最晚 11 时入睡,在早上 6 点左右便会自然醒来。

②睡前不要吃得太饱:睡前 2 小时停止进食(水除外),吃得太饱容易做噩梦。

③裸睡:60%有腰痛、痛经症状的女性,是因为睡觉时穿过紧的内裤引起的,裸睡可缓解这种痛苦。

④泡澡:以能承受的热水加一些粗盐,水位到肚脐为佳,浸泡 10～20 分钟,可起到温泉浴的效果。

 提示:

瑞典有一位叫舒尔曼的儿科专家,把孕妇分为早起型和晚睡型两种,然后对这些孕妇进行跟踪调查,结果发现,早起型的母亲所生的孩子天生就有同妈妈一样的早起习惯;而晚睡型母亲所生的孩子也同妈妈一样喜欢晚睡。所以得出这样一个结论:婴儿出生的最初几个月内,在某些方面可能和母亲有着共同节律。

3. 临睡前宜做好5件事

实现良好睡眠很重要,如果在临睡前做好以下5件事,对睡眠极为有益。

(1)刷牙洗脸:晚上临睡前洗洗脸,刷一次牙,要比早晨洗脸刷牙更重要,不仅可以清除口腔和面部的污物和食物残渣,而且可以保护牙齿和面部皮肤免受有毒物质的侵害,同时对安稳入睡也有帮助。

(2)饮水:睡前饮少量的水或牛奶,能帮助人度过一个安静的夜晚。因为人在夜间睡觉时,机体仍然在排泄水分,如出汗、呼吸、排便等。饮水还可以稀释血液,有利于血液循环,防止血栓形成。牛奶有助眠功效,晚上喝一杯牛奶,可起到很好的催眠作用,能抵制大脑兴奋而使失眠者酣然入睡。

(3)梳头:睡前梳头,最好用手指梳,也可以用木梳子梳,轻轻地梳至头皮发热,可促进头部血液循环,起到保护头发的作用,也有利于大脑放松,利于睡眠。

(4)泡脚:泡脚对大脑是一个良好的刺激,每天晚上睡觉前用温水泡脚,浸泡20分钟,能起到增强血液循环的作用,可消除疲劳,促进入睡。

(5)开窗:即使是冬天,在临睡前也要开一会儿窗户,放进新鲜空气,有利入睡并可在睡眠中多吸入氧气。

提示:

这5件事很简单,做起来很方便,可是有很多人并没有全做到,因此,他们还未达到良好睡眠的基本要求。请你试试看,感觉如何?感觉好就坚持下去。

4. 育龄男性趴着睡,精子易受伤

有不少男性朋友喜欢趴着睡,但这种俯卧位的睡眠方式不但容易压迫内脏,使呼吸不畅,对生殖系统也有一定影响。尤其对年轻男性来说,危害更大。

首先,长期趴着睡会压迫阴囊,刺激阴茎,容易造成频繁遗精。频繁遗精会

导致头晕、背痛、疲乏无力、注意力不集中，严重的还会影响正常工作和生活。年轻人对阴茎刺激反应敏感，更不宜采取这种睡姿。还有，频繁遗精的人也要当心这种睡姿加重病情。

另外，阴囊需要保持一个恒定的温度，才有利于精子的生成。趴着睡会使阴囊温度升高，所以对精子生长也有一定影响。尚未生育的年轻人和计划要孩子的男性尤其要当心。那么，采取什么样的睡姿比较好呢？一般来说，仰卧位或右侧位睡姿，既不压迫精囊，也不压迫心脏（左侧位会压迫心脏），对身体最好。

5. 不宜用化妆品

化妆品都含有化学成分，尤其是口红、眼影、腮红、指甲油、彩妆品及美白化妆品等，这些化学成分对孕育是不利的，最好准妈妈孕前忌用。

口红成分中通常含有羊毛脂，会吸附空气中的污染物和致病菌，并最终进入胎儿体内。

美白霜等美白化妆品中都含有铅，美白的效果越好，含铅量就越多，如果女性体内含铅量多，必然会导致未来的宝宝易患各种疾病，如多动症、智力低下、贫血等。

另外，有的化妆品除含铅外，还含有汞、砷等人体有害的元素，其质量令人担忧，为了更好地孕育宝宝，准妈妈在孕前应谨慎使用化妆品。

保护皮肤可使用知名品牌的护肤品，只护肤不美容。

6. 孕前准妈妈慎用洗涤剂

洗涤剂中含有低毒或微毒的有害化学物质，可通过皮肤到达输卵管。当孕妇体内此成分达到一定浓度时，可使刚刚受精的卵细胞变性，导致孕卵死亡。女方应在月经周期的后半期尽量少用或不用洗涤剂，以免卵细胞遭到破坏而引起不孕。

据有关部门测定，目前市场上销售的洗涤剂之类的物质中含 AS 或 LAS（两种表面活性剂）浓度为 20% 左右。

7. 孕前准妈妈要做好牙齿保健

孕前进行牙齿检查尤其重要，怀孕后雌性激素增加，容易引起牙龈组织充血肿胀,同时免疫力有所下降,在此情况下,如果孕前牙周疾病没有及时治疗,那么孕后将会使原有牙病加重,并且可能使早产的概率提高7倍。另一项研究显示,牙龈疾病会增加孕妇患先兆子痫(一种表现出高血压、水分潴留和蛋白尿的妊娠期并发症)的风险。

因此,孕前如有牙病,在准备怀孕前就要抓紧治疗,以免怀孕后加重或复发。一般来说,全面的口腔检查应在怀孕前6个月进行,这样可以有足够的治疗和恢复时间,对宝宝和准妈妈的健康非常有好处。

了解到口腔问题对孕育的影响,准妈妈在日常生活中应护理好牙齿,做好口腔保健,减少孕期患牙病的风险。

天天坚持刷牙。刷牙以35~37℃的温水为宜,刷牙时间要保持在3分钟左右,至少1分钟,刷牙时要顺着牙缝刷,刷完里面再刷外面。每天至少早、晚各刷牙1次,饭后或食后要用清水漱口,以防蛀牙。

选择合适的牙刷和牙膏,如使用不合适的牙刷会损伤牙龈和牙齿。牙刷至少要3个月换1次,牙刷尽量选择刷毛较柔软的,这样可以避免牙龈受伤。刷头也要选择适合口腔大小的,要正好能在口腔内灵活地转动,以保证把牙齿刷得更干净。牙膏可根据自己的需求进行选择。

如果没有牙病,应在怀孕前洗一次牙,以改善口腔卫生,也能有效预防妊娠性牙龈炎。

8. 孕前准妈妈要摘掉隐形眼镜

怀孕后,由于内分泌发生改变,怀孕女性的角膜含水量比平常人要高,尤其是怀孕末期,角膜透气性差,如果戴隐形眼镜,容易因缺氧造成角膜水肿。

此外,一旦隐形眼镜不洁、滋生细菌,眼睛就会因为感染造成角膜发炎、溃疡甚至失明。一些妊娠并发症也会造成眼睛的变化,如妊娠高血压综合征引起的高血压会导致视网膜血管收缩,必须及时进行治疗。

因此,备孕女性应摘掉隐形眼镜,最好改戴框架眼镜,以提前适应,为即将到来的孕育做好准备。

9. 孕前要改变久坐的习惯

人除了睡觉外,大部分时间都保持着坐姿,很多人似乎不知道坐久了会对身体造成影响,甚至可能会影响到准父母的"怀孕大计"。

女性长期久坐容易造成血液循环不畅,同时也会引发妇科方面的疾病,甚至导致不孕症。尤其是许多年轻女性上班族,由于长期久坐,月经前及月经期常有疼痛。因久坐导致经血反流入输卵管、卵巢,引起下腹痛、腰痛,引发的巧克力囊肿,是女性不孕的原因之一。此外,气滞血瘀也易导致淋巴或血行性的栓塞,使输卵管不通畅。

男性如果久坐,阴囊受到过久压迫,会出现静脉回流不畅,淤血严重时可导致精索静脉曲张,影响到男性的性功能和生育。再则,精子生成需要适宜的温度,阴囊过久地被包围受压,不能正常进行温度调节,会导致睾丸温度上升,不利于精子的生成,这也会影响到生育。

所以计划怀孕的夫妻一定要改变久坐不动的习惯。维持坐姿 40 分钟后应休息 10 分钟以上,做做伸展运动,到室外走走,呼吸一下新鲜空气。下班后做些散步、韵律操等运动,这些都能有效地改善因久坐而形成的血液循环障碍。也可以按摩背部,可以缓解和改善因久坐导致的背部僵痛等不适,经常按摩对背部和脊柱有保健功效,有利于提高生殖力。

10. 孕前要少逛大型商场

准备怀孕的夫妻,尤其是妻子最好少逛大型商场,以利健康受孕。

据卫生、环保部门对大型商场环境进行的监测,大型商场的空气不仅含菌量大,而且悬浮颗粒物浓度超过规定限度,多者超过 10 倍以上,二氧化碳浓度高于室外 3 倍。按国家公共卫生标准,商场每平方米空气含菌量应少于 600 个,实际测定,大型商场普遍超过规定标准几倍至几十倍,有的每平方米空气含菌量高达 10 万个,是标准的 18 倍。此外,人流带来的噪声大多也超过国家规定(不包括出售音响设备的柜台)的应控制在 60 分贝以下的要求,有的已达 80 分贝以上。

另外,有些大型商场,刚刚装修过不久,室内装饰材料、用品器具及一些正在出售的商品,其所含有毒物质会造成室内空气污染,比如油漆、胶合板、刨花板、泡沫填料、塑料贴面等材料中,含挥发性有机化合物三百多种。还有些摆放的商品也会散发毒素。这些化学污染物产生的刺激性气体会刺激眼、鼻、咽喉及皮肤,引起流泪、咳嗽、喷嚏、发痒等反应,产生周身不适,如头痛、眩晕、恶心等,这些都不利于怀孕。

11. 孕前 3 个月要远离宠物

准备怀孕的年轻夫妇不应饲养宠物。

宠物猫、狗等是弓形虫常见的携带体,其中又以猫最为突出。弓形虫是一种肉眼看不见的小原虫,比细菌大不了多少,这种原虫寄生到人和动物体内就会引起弓形虫病。通过研究发现,猫是弓形虫的终宿主,受到感染的猫排出的大量弓形虫卵囊能够长期保留,食用沾上这些卵囊的食物,可使人的眼、耳、喉内脏等多种器官发病。即将孕育的女性,如果感染此病又怀孕,就可能将弓形虫传染给胎儿,甚至发生怀孕 3 个月后流产、6 个月致胎儿畸形或死胎等严重后果。因此,至少应在孕前 3 个月不要养猫、狗等宠物。准备怀孕时一旦接触了宠物,要马上洗手,以防感染宠物身上的病原体。养过宠物的夫妻应先去医院检查,如果感染了弓形虫应该痊愈再考虑怀孕。

12. 孕前不要养鸟

据目前的研究显示,家禽和鸟类都是衣原体的宿主,研究人员从鹦鹉、相思鸟、红雀、鸽及海鸟体内分离出了衣原体。

鸟主要是通过粪便向外排泄病原体,所以悬浮在尘埃中的感染性鸟粪微粒对行人和无意接触者来说,就是感染的来源。如果饲养的观赏鸟带有鹦鹉热衣原体,它所处的小环境中的空气里就有大量衣原体存在,当您玩赏鸟或清扫鸟粪时就会被感染。偶尔也有被鸟抓伤皮肤或与鸟亲吻后发病的。经过眼结膜或口腔黏膜也可感染此病。如感染鹦鹉热衣原体 1～2 周就要发病。

少数感染者可出现轻度流感样症状,多数人有发冷、高热(39～40℃)、相对缓脉、头痛、乏力、食欲缺乏、全身肌肉痛和咽痛,并可有鼻出血、斑疹,1 周左右会出现咳嗽,咳黏痰或血痰。检查时,肺部有湿啰音,胸片上有肺炎的 X 线表现,肺功能有损害,重者可出现昏迷、气急、发绀、黄疸、肝大等。发病后,若脱离养鸟环境,其症状可逐渐减轻;倘若继续接触鸟,症状则加重。病愈后,如再接触携带鹦鹉热衣原体的鸟,可再次发病。因此养鸟者要警惕鹦鹉热。若出现鹦鹉热的典型症状,应及时到当地医院诊治,千万不要疏忽大意,这对健康受孕非常关键。

研究人员发现，鸽子的喙、爪子及粪便中携带新型隐球菌，麻雀、金丝鸟也携带这种病菌。这些病菌可通过呼吸道、消化道、皮肤侵入人体。隐球菌主要是侵害人的肺部和神经系统，可导致一种新型隐球菌脑膜炎。表现为发热、头痛、呕吐等，乃至死亡。

所以为了下一代的健康，孕前、孕中不要养鸟。

13. 孕前使用空调宜注意室内通风

夏季，有很多人认为，待在有空调的房间里舒服极了。然而，机器制造的凉爽其实并不干净，环保科研机构的检查表明，室内空气污染平均比室外高 20 倍以上，而长时间使用空调的房间，其污染程度更高。有关部门提供的数字表明，空调病患者的数量目前也已出现了上升的势头。

有关专家指出，目前，人们对室内空气污染认识不足，以致出现室内吸烟的污染、装潢装饰材料的污染、电炊具使用过程中而形成的辐射——放射性污染等，由于室内装修极端考究，过于密封，再加之通风设施差，室内外空气交换能力的减弱，使这些本来对人体健康影响不大的污染因素，变得过于集中。还有那些吸附在地毯、窗帘等物体上的螨虫，肉眼看不见的真菌之类的微生物，也形成了新的污染源，被窗帘封闭在室内。如果室内不使用空调，而通过开窗通风，室内这些污染可大大减少。而使用空调的房间，这些污染物再加上空调产生的污染物统统集聚在室内，室内空气的污染程度就可想而知了。

专家提出，目前大多数空调不具备空气交换及负离子发生设备。加之开空调的房屋门窗紧闭，而且运转过程中的空调所提供的是再循环空气，同室外空气相比，缺少人体必需的负氧离子。所以，人体在室内呼吸到的空气很不新鲜，降低了人体抵抗力。又由于室内外温差悬殊，如果人们频繁进出于空调房间，忽冷忽热，也对身体健康不利。奉劝那些只图一时凉爽的人在使用空调时，注意合适的温度，室内温度不宜过低，有利于防病，有利于优生。

如何预防来自室内的环境污染？有识之士提出，首先必须做到通风换气，这对保持室内空气新鲜是非常必要的。另外，厨房、卫生间的门关闭，厨房里安装抽排油烟机，卫生间也要有换气扇，以减少生活燃料产生的二氧化硫、氮氧化物、一氧化碳、悬浮颗粒等有害物质的污染。有条件的家庭在安装空调的同时，最好能添台净化器。

14. 孕前宜注意提防家庭中的无形杀手

妇女除上班工作外,还要在家庭中承担做饭、打扫卫生等家务,其中有些劳动会接触有害物质,对人体形成一种无形杀伤力,当身体受到伤害时,会对受孕或怀孕后的胎儿不利,所以为了孩子,必须格外小心,提防家庭中的无形杀手,以利于保健。家庭中的无形杀手大致有以下几种。

(1)烟雾杀手:厨房中的油烟是家庭中的第一个"杀手"。烟雾中有毒物质种类多,浓度高,毒性大。因而要安装抽油烟机和经常开窗通风,还要尽量减少厨房劳动时间,这是消除这种家庭污染简单有效的方法。

(2)煤(燃)气杀手:不管使用哪种燃气,都存在泄漏的可能,一旦发现室内有燃气泄漏,先关闭燃气总阀,打开窗户,再查泄漏原因。最好要安装燃气报警器,以利及时发现燃气泄漏。处理过程中,千万不要开关电灯等电器,因为电器开关会产生火花,如果室内燃气、空气的混合比正好在临界值上,就会发生爆炸。

(3)餐具杀手:使用不当的高压锅会爆炸。因此,要经常检查高压锅排气是否通畅,每隔 3 个月换一次易熔片。不要用碱性溶液洗不锈钢餐具,因为不锈钢里含有微量的有害金属,这些金属被溶解后,会被人体吸收,对家人的健康不利。

(4)热水杀手:现在,人们都愿用燃气热水器烧些热水,洗个热水澡,可您也许忽视了,那热气腾腾的水却似无情的"杀手",损害着人体,原来热水在汽化时生成一种叫氯仿的致癌物质。预防的办法是洗澡、洗衣时尽量不要用温度较高的热水。

(5)油漆杀手:现代家庭种种时髦的家具为家庭增光添彩,而这些家具的油漆和其他有机物挥发的苯酚气体对人体有害,家具的装饰材料、人造纤维板及一些泡沫绝缘材料制成的物品还能散发出甲醛气体,引起呼吸道炎症进而出现一系列症状。因而,应勤开窗通风,降低室内有害气体的浓度,减少家具对人体的危害。另外,备孕夫妻尽量避免使用新家具,如果要使用,也应将其至少搁置 3 个月后再用。

(6)荧屏杀手:许多电视机和带有荧屏设备的电器如电脑,会产生一种叫"溴化二苯呋喃"的有毒气体。一台电视机连续使用 3 天后,在房间中测得有毒气体含量相当于一个十字街口测得的溴化二苯呋喃的含量。因此,电视机经过几个小时的使用后,要对房间进行通风。

15. 准备做爸爸时要警惕高温因素

有实验表明,每天给睾丸局部加温 30 分钟,只要 15～20 天的时间,即可以对睾丸生精过程产生不利影响。高温可导致精子数量减少、精子畸形、成活率低。在现实生活中男性遇到的高温因素很多,男性朋友应该留意远离这些危险因素和环境。尤其是准备做爸爸时,应在妻子怀孕前 3 个月远离高温环境,以保精子的健康。

不要穿紧身裤,不要洗桑拿浴、热水澡。常洗热水澡、桑拿浴会使精子数量减少,甚至导致不育。不要使用电热毯,电热毯所产生的高温有影响睾丸产生精子的作用,导致男性不育。据统计,半数患精子稀少和不育原因未明的男子,都有过阴囊超高温的病史。某些特定职业,如厨师、司机、锅炉工人、炼钢工人、盛夏在户外作业的建筑工人等,想要孩子的男性要暂时调换一下岗位,或注意采取保健措施。

男性睾丸的温度应低于其他部位 1～1.5℃,这样才能产出正常的精子,精子对温度的要求比较严格,必须在低于体温的条件下才能正常发育,温度过高有可能使精子死亡,或不利于精子生长,甚至会使精子活动下降过多,从而导致不孕。

16. 备孕男性不要使用发胶美发

成年男性长期使用发胶美发产品,伤害生育能力。尤其是备孕的男性最好不要使用发胶。

研究人员通过对近百名成年男性进行调查发现,如果长期使用发胶,其精子活力和数量会明显低于不使用发胶的人。

这是因为发胶中含有磷苯二甲酸盐,它会破坏男性的激素水平,而且研究已证明,防腐剂、塑料袋和美容美发产品中都含有雌激素样作用的物质,会影响男性的性腺发育,会破坏其内分泌轴的调节作用,导致激素水平发生异常。

17. 不要把笔记本电脑放在腿上使用

有些男青年在车上、在飞机上、在轮船上,甚至在家中办公时,图方便常常把笔记本电脑放在腿上使用,这种做法不妥,尤其对备孕的男性更不宜采用。

笔记本电脑在运动时,内部的最高温度可达到 70℃ 左右。如果将其放在双腿上工作,会使阴囊直接与电脑内部散发出的热量接触,导致阴囊温度约上升 3℃,而阴囊温度上升 1℃ 就足以抵制精子产生,使生成的精子数量减少,所以这种做法是非常不可取的。

备孕男性在使用笔记本电脑时要注意把笔记本电脑放在桌子上,而不要把笔记本电脑放在腿上,否则会影响精子的数量和活力,不利受孕。

18. 孕前准爸爸不要接触含砷的物质

中国科学院城市环境研究所完成的一项研究发现,日常生活环境中,低剂量暴露的砷影响男性精子质量,造成男性不育。

日常环境中,砷无处不在,比如杀虫剂、除草剂、含铅汽油、烟草。研究人员收集了 100 名育龄男性不育症患者的尿样和精子样品。研究发现,环境剂量下的砷暴露,也就是非刻意地接触砷,可能会导致男性精子浓度下降,降低其精子质量。所以备孕的准爸爸最好不要接触杀虫剂、除草剂等含砷的物质。

19. 孕前要注意清洁自身的污染

人体在新陈代谢过程中,会产生大量的化学物质,共计 500 余种,其中从呼吸道排出的有 149 种,如二氧化碳、氨等。让 3 个人在门窗紧闭的 10 平方米的房间看书,3 小时后检测发现,二氧化碳增加了 3 倍,氨增加了 2 倍。故紧闭门窗的时间越长,室内二氧化碳浓度越高。高浓度的二氧化碳使人头昏脑涨、疲乏无力、恶心、胸闷,读书学习不能专心。

皮肤是人体最大的器官,经它排泄的废物多达 171 种。英国科学家曾对室内尘埃进行了测定,发现其中 90% 的成分竟是人体皮肤脱落的细胞。另外,经汗液蒸发的尿酸、尿素、盐分、皮脂腺的分泌物等,皆从皮肤散发到室内空气中。

即使是健康人,每天通过吐痰、咳嗽、打喷嚏等,会排出 400 亿个细菌、病毒等微生物,弥散在空气中造成污染。若是房间内有病人,则排出的病原微生物和有毒物质会更多。

为防止这些污染,首先要注意个人卫生,勤洗澡理发,换洗衣服,晒被褥。室内经常扫地、拖地板,对家具要用湿抹布擦,防止灰尘飞扬。床下亦经常清扫,不要堆积杂物。

另一重要措施是经常开门开窗,通风换气。在夏季,宜昼夜 24 小时开窗,冬天天气严寒,每天也应开窗 2~4 次。在安排居室时,应把向阳的房间作为卧室。

20. 关心性器官卫生

平时夫妻要注意卫生,尤其在性交时更要注意性器官卫生,以免发生炎症,不利孕育。

每次性交前,男性除清洗阴茎和阴囊表面外,同时要把阴茎包皮翻起使阴茎头完全暴露,再用水冲洗,因为包皮和龟头之间有一些腺体分泌物和尿混合的污垢,如长期不清除这些污垢,会造成细菌繁殖引起发炎,使局部痒痛影响性交。性交后第 2 天晨起也应清洗外阴。

女性的外生殖器皱襞较多,附近除汗腺、皮脂腺外,还有尿道、肛门,距离都很近,而宫颈和阴道分泌物均经过阴道口流出,局部污垢较多,易产生臭味,所以女性性器官的清洁更为重要。性交前仅冲洗外阴,阴道内不必冲洗。性交后第 2 天早晨也要冲洗外阴。平时可每天或隔日用温水清洗外阴 1 次,特别是经期更要注意保持局部清洁。

有些妇女喜欢冲洗阴道,实际上没有必要,因阴道内要经常维持一定的酸碱度,如经常冲洗反而破坏其酸碱环境,易引起细菌繁殖。

清洗外阴和肛门区域,避免使用刺激性肥皂,最好用专用的性质温和的香皂,要用专用的毛巾,用过的毛巾要及时清洗干净。

每次排便后,要用软性手纸由前向后擦拭肛门,最好立即清洗一次。

穿棉质内裤,让汗气、湿气容易散发,以保持阴部的舒适清爽。内裤要每天换洗以保持清洁。

21. 性生活前后更不能洗热水浴

孕前丈夫在日常生活中不应洗桑拿浴、热水澡,以免影响精子的生成和活力。但有的夫妻很不注意,仍在性生活前,习惯先洗洗热水澡,去污解乏,舒筋活络,然后进行性生活。热水浴后立即同房,危险性会骤然增加。这是因为,热水浴能促进血液循环,引起皮肤血管广泛扩张,使血液大量积存在扩张的皮肤血管内,造成内脏器官血流量减少。这种情况在浴后仍然要持续一段时间,若有性交,性活动促使性器官急骤充血,机体必须紧急动员分布在皮肤等扩张血管里的血液来补充,这样,机体血液循环就容易发生平衡失调。而性活动达到高潮时,中枢神经强烈兴奋,心跳加快,呼吸急促,会加重心脏、脑组织等重要脏器的负担,这时大量血液又分布在外周血管内,就会出现心、脑相对供血不足,临床上由此诱发的心肌梗死或脑血管意外病例并不少见,甚至英年早逝。

再说,热水浴后全身出汗,神经活动也变得平静下来,人体肌肉放松,进入一种非常舒适轻松的"休息状态"。此时若有性交,由于性冲动的激发,性交活动的进行,必然让暂时处于相对静止状态下的肌肉、神经进入紧急动员的状态,势必消耗比平时更多的能量,尤其是对身体较弱的人来说影响极大。

22. 性爱时间不宜过长

就大多数人来说,从夫妻双方兴奋开始到射精结束,性生活一般持续5～15分钟。当然,每对夫妻的身体状况、性生活习惯不同,每次性生活持续时间到底多长合适,并没有一个确切的标准。但有一点是肯定的,性生活的时间持续过长,对夫妻双方的身体会产生不利影响。

在进行性生活时,不仅双方性器官处于高度充血状态,而且身体的许多组织也参与了这一特殊生理过程,如心跳加快、血压升高、呼吸加深加快、全身皮肤血管扩张、排汗增加等,机体的能量消耗明显增加,代谢增强。如果每次性生活的时间持续过长,就会因能量消耗过多而感到疲劳,甚至出现精神倦怠、肌肉酸痛等不适。而且,如果双方的性器官在高度充血状态下密切接触和活动时间过长,女性较易引发泌尿系统感染、月经紊乱等,男性则易引发前列腺炎等症。一旦发生泌尿系统感染或是前列腺炎,直接影响受孕,所以准爸爸、准妈妈在孕前要注意性爱时间不要过长。

23. 白领夫妻不要过于注重受孕计划

有的白领夫妻在面对受孕生子这件事上很重视,但不要重视过头,否则会造成不利效果。为了要生个宝宝,他们翻阅相关书籍,在挑选受孕的时间上制订了精细的计划,算时间,测体温,按时同房等,但结果始终不见怀孕迹象。去医院检查,夫妻俩的身体也都健康。究竟是什么原因没有按预定时间计划受孕呢？

这个问题很简单，由于他们过于按计划行事，造成了较大的心理压力，这些心理负担反过来又影响他们的身体变化，造成男性性功能的减退、女性的性感迟钝、排卵期紊乱、月经不正常等一系列问题，这些问题又会加重双方的心理负担，最终没能受孕。越想怀孕，怀孕就越难。

在医学专家看来，这些都是心情急迫、过于注意计划、强调制订受孕时间造成的。毕竟，受孕生子不是生产其他物品，而是人体正常的生理过程，它有着自己的规律。因此，专家建议，备孕优生，要在尊重科学的前提下，顺势而为，顺其自然，不可强求、过于执着，否则反倒会过犹不及。

24. 孕前要调整避孕方法

一般来说，孕前宜采用屏障避孕法，使用安全套、杀精剂、避孕棉、宫颈帽、阴道隔膜等，可立即恢复生育，对母儿均无不良影响。但若服用避孕药或使用宫内节育器，就要让机体有一个修复的过程。避孕药对女性自身的激素分泌有影响，一般在准备受孕前6个月停止服用为宜。宫内节育器(IUD)主要是通过刺激子宫内膜来干扰精子、卵子正常相遇和受精卵的顺利着床，在准备受孕前2～3个月取出。停用避孕药或宫内节育器的阶段，可改用屏障类避孕工具，并且在怀孕前至少要有一次正常的月经周期为宜。

25. 手机不宜放裤袋

手机不宜放裤袋里，这是专门研究生殖问题的专家发出的呼吁，因为这样会影响精子。

"使用手机时的无线电波被人体吸收后，将会产生手机辐射"的相关报道已引起关注。而有研究发现，长期使用手机对男性生育能力及精子的产生也存有不可低估的潜在影响。有报道称，手机放裤袋，可使男子精子减少三成。

携带手机者经常喜欢将手机放在离身体很近的地方以方便使用，这将对人体健康构成威胁。将手机挂胸前会对心脏和内分泌系统产生一定影响；放枕头边会对大脑构成伤害；而常挂在腰部和放在裤袋内，则对男性精子的威胁最大，因为裤袋是睾丸的近邻。

由于睾丸组织对电离辐射十分敏感，足以造成睾丸生精功能的一次性或永久性损伤。虽然手机的电离辐射量比较小,但是长时间携带手机,其日积月累效应就不可小觑了,对精子这种微小且脆弱的生殖细胞所造成的伤害也许将是它所无法承受的。匈牙利科学家最近对 231 名男性进行了为期 13 个月的研究,结果发现经常携带和使用手机的男性,手机释放出的辐射会使男士的精子数目减少 30%,极大减少了受孕的概率。同时,手机的辐射电磁波还将改变细胞的遗传特性(DNA),这不仅可降低男性的生育能力,还可使一些存活的精子出现异常情况,而一旦这些突变的精子成功受孕后,将威胁到后代的健康状况。英国的科学家和动物学家均指出,手机发出的电磁波是造成麻雀大量减少的罪魁祸首,电磁波不仅会干扰麻雀找路的能力,还可影响动物的精子数量和排卵功能。这些研究结果足以表明,手机辐射对生殖功能可能有影响。

26. 远离有害的工作

(1)从事电磁辐射相关工作:不同行业从事计算机操作的女性,其妊娠剧吐、先兆流产、自然流产及月经异常的发生率与不从事计算机工作的女性相比差异显著,孕期从事电磁辐射相关作业可能会增加先兆流产和自然流产的危险性。

长时间从事电磁辐射相关作业的女性,易发生月经不调,如果长期接受超强度的电磁辐射,则可能出现皮肤衰老加快,子代先天缺陷率增高,恶性肿瘤患病概率增加。孕妇流产率升高,胚胎发育不良,畸胎发生率升高。男性则会引起精子活性降低,数量减少。电磁辐射还会导致头痛、失眠、心律失常等神经衰弱症状。

电磁辐射对操作者本身 DNA 的损伤不明显,但可能引起子代胚胎组织 DNA 的损伤。

为保护母婴的身心健康,提高人口素质,生个健康聪明的宝宝,想怀孕的夫妻,特别是在怀孕之前 3 个月,应该做不接触电磁辐射的相关工作。

(2)从事某些化工生产工作:化学物质不仅会对生殖系统造成破坏,对于胚胎也会产生致畸甚至致死的影响。

从事化工生产的备孕女性,在日常生活中接触的化学物质如铝、铅、汞等均会造成胎儿大脑及神经系统缺陷或流产。怀孕后经常接触二硫化碳、二甲苯、苯、汽油等有机物的女性,发生流产的概率会明显增高,其中二硫化碳、汽油还会促进妊娠高血压综合征的发生。据有关报道，从事氯乙烯加工和生产的女性所生的宝宝先天痴呆率很高。所以，在孕前要避免这种工作环境，调换工种，如果确实无法避开这些有害物质，那就应该严格遵守安全操作规程，穿防护服，戴好隔离帽和口罩，以免不小心吸入粉尘，或使皮肤接触到这些有害物质。

男性睾丸对许多化学物质很敏感，使精子受到伤害，常见的有铅、汞、镉、锡、砷、镍、钴、苯等。另外，农药也可使精子异常，导致流产、死胎、新生儿缺陷等，如苯菌灵、二溴氯丙烷、甲基汞、环氧七氯等。

从事喷洒农药、除草剂等工作的男性，至少保证在接触药物后的70天内避免妻子怀孕。

提示：

有些科研性质的工作也会接触到有毒的化学物质，但是这种工作一般有严格的防护措施以保证从事者的安全，从事此种工作者不用特意调换岗位。

(3)飞来飞去的职业：目前，有些行业工作者如空姐、职业经理人、资深传媒者等，从事不规律工作，存在着工作与生育的不协调性。有调查显示，这些人的生育能力也低于规律生活者。

因工作需要经常早出晚归，休息、饮食没有规律，工作高度紧张，长时间没有性生活等会导致精子的数量和存活率下降。并且由于精子代谢速度减慢，还会导致精子老化，活力、质量大大降低，导致难以受孕。如果不能改变不规律的生活习惯，那么计划生育的夫妻应暂时调换一下工作。

(4)经常与病患接触的女性：某些科室的临床医生、护士，在传染病流行期间，经常与患各种病毒感染的病人密切接触，而这些病毒主要是风疹病毒、流感病毒、巨细胞病毒等，会对胎儿造成严重危害。因此，临床医务人员在计划受孕或早孕阶段，若正值病毒性传染病流行期间，最好加强自我保健，严防病毒危害，暂离临床工作岗位。

(5)从事放射性工作：妇女的卵巢对放射线十分敏感。如果怀孕前长期受到小剂量的放射线照射，可使卵细胞发生染色体畸变或基因突变，若此时怀孕，极易发生胎儿畸形。怀孕后接受大量放射线，可使胎儿染色体断裂、畸变，也会造成胎儿畸形。

医护人员中,凡是从事放射线作业的已婚待孕妇女,怀孕前半年应停止接触放射线的工作,在怀孕后最好暂时调离此项工作,以避免自然流产、新生儿死亡、先天性畸形及遗传性疾病的发生。

(6)在宠物医院工作的女性:动物常携带病菌,可通过准妈妈感染胎儿导致胎儿发育异常。如猫携带的弓形体病菌,可以侵入胎儿的中枢神经,造成脑积水、无脑儿或出现视网膜异常等。

(7)从事重体力、强噪声等工作的女性:经常从事重体力的女性在备孕期间要注意在生产劳动中加强自我保健,要避免从事搬、拉、推、抬等重体力劳动。此外,备孕和怀孕期间绝对不可以接触农药。

如果女性在高温、噪声环境中工作,对母婴健康均会造成一定伤害。因此,备孕女性应尽量避免从事上述工作。

(8)金融分析师:准爸爸从事的工作性质同样会影响生育情况。研究发现,与从事其他职业的男性相比,金融分析工作的男性更有可能不育。

从事的工作是与数字和钱(股票、核算)打交道的人,存在着潜在的生育危机。调查显示,从事金融分析的男性不育概率是普通男性的 5 倍。

尽管研究人员还不能准确地解释出现上述差异的原因,但是他们指出,心理紧张、较高的工作要求是导致男性不育的主要因素。

如果想要孩子而又从事着这种注意力高度紧张的工作,最好在准备要孩子前 1 年停止这项工作。

另外,准妈妈孕前,还应回避高度紧张、不能适当休息的工作,需要长时间站立的工作,需要在室温过高或过低的地方作业的工作,以及噪声较大和振动的工作。

27. 备孕夫妻在生活、工作中的防护辐射措施

近年来,各种电子电器设备在给我们提供快捷便利的同时,也带来了不可忽视的"隐性威胁"——电磁辐射。

国内外权威机构和专家普遍认为电磁辐射对生殖和泌尿系统的影响非常明显,如果长期受到高强度的辐射,轻者使人产生头痛、失眠等神经衰弱的症状,重者会使精子和卵子的质量降低,甚至导致孕后宝宝发育缓慢、畸形率增

高,增加流产的概率。

由此可见,电磁辐射对人类生殖能力和孕育环节的伤害。因此,人们应该尽量减少与电磁波接触的机会,尤其是备孕夫妻,应依据电磁辐射危害的轻重,在计划孕前1~2年进行防护。

具体防护措施如下。

(1)现代生活和工作中不可缺少的电器,人们与之接触是不可避免的。使用电脑时,最好在显示器前配备质量较好的防辐射屏,并且与电脑屏幕应保持最少50厘米的距离。备孕的夫妻使用时最好穿一件质量好(不锈钢纤维材料)的防辐射服。如果长时间操作电脑,最好操作1小时就向远处眺望,这样能避免眼睛疲劳,减少电脑辐射。同时,每天上午喝2~3杯绿茶水,吃1个橘子,以减少电脑辐射。

(2)手机对现代人来说,是再也离不开的一种工具。手机接触瞬间释放出来的电磁辐射威力最大,所以,在手机响过1~2秒后再接通为宜。另外,手机在使用时,头部尽量远离手机天线部位,还要注意通话时间,尽量做到"长话短说",缩短头部与手机的接触时间,尤其是打算怀孕的女性,更应尽量减少手机的使用时间。

(3)当电脑或其他电器不工作时,最好不要使其保持待机状态,因为即便是待机也会产生比较微弱的电磁场,时间长了也会产生辐射积累。

(4)家用电器的摆放不要过于集中或经常一起使用,特别是电视、电脑、电冰箱需分开摆放在屋子的各个地方,这样就不会使自己暴露在超量辐射的危险中。

(5)给有显示屏的家用电器及办公用品配备电磁辐射保护屏,使用时,还可以佩戴防辐射眼镜。显示屏产生的辐射可能会导致皮肤干燥,加速皮肤老化甚至导致皮肤癌,因此在使用后应及时洗脸。

(6)对各种电器的使用,应保持一定的安全距离。如眼睛离电视荧光屏的距离,一般为荧光屏宽度的5倍左右,微波炉开启后要站在1米以外的地方。

28. 孕前要远离毒品

一般的毒品是指鸦片、吗啡和海洛因,而广义的毒品还包括可卡因、大麻、安非他命、麦角酰二乙胺。科学研究证实,吸毒对人的性功能损害极大。

据报道,嗜好海洛因的男性,约 63％有性欲损害。其中 52％有阳萎,大多数射精延迟。其原因是海洛因能产生一种内分泌活性效应,这种作用可致性功能障碍。

女性吸毒对性功能、生育危害更大,据有关资料报道,在海洛因吸毒者中,有 60％的女性性欲减退、45％闭经、90％不孕、30％乳房变小。专家认为,海洛因造成女子闭经、不孕和性欲低下,是毒品带来的直接后果。吸毒对女性性能力的损害,部分是由吸毒者的心理紊乱造成的。

安非他命的药效与剂量有关,若大剂量使用,会造成女性性冷淡和阴道润滑性降低,长期使用可造成男性性功能受损,甚至逐渐丧失阴茎勃起的能力。

29. 日常生活中应注意肾的保养

要想生一个健康、聪明的宝宝,在孕前一定要注意养肾,使肾中精气不断充盈、积累,肾中精华充实,则身体健康,精神愉快。

(1)要注意足部的保健:孕前准父母要注意足部的保健,因为肾经络起于足心。从全息论的角度来看,足底的特定部位与全身脏器存在直接关系,足底是反映全身的镜子。俗话说"寒从脚生"。足保温差,足的皮温最低,所以要注意足的保温,不要着凉,尤其是冬天,更要注意足的保护,防止冬寒侵袭。首先要选一双合适的鞋子,鞋底要厚一些,选穿棉线袜,要勤洗保持干燥,同时睡前要用温水泡脚,增强血液循环。

(2)不要养成憋尿的习惯:尤其是冬天,有时因夜间冷不愿起来小便而憋尿,这种做法对肾有损害,尿液中含有尿素、尿酸及各种有毒的代谢产物,这些物质如果体内积存过多,就可能对机体产生有害影响,甚至可引起膀胱炎、尿道炎,这对受孕很不利。

(3)要养成饮水习惯:适量饮白开水有利体内代谢废物的排泄,可减少肾脏疾病的发生。尤其是晨起后先饮 1 杯白开水,可起到冲洗脏腑的作用。

(4)要养成淡食习惯:不要多吃咸食,因为盐摄入比较多时,会增加肾脏的负担,易引起心、脑、肾、血管等疾病,易发生肾脏细小动脉硬化,一般来说,按世界卫生组织规定每天应摄入 5 克食盐。

(5)摄入蛋白质不宜过多:尽管蛋白质是必不可少的营养物质,但不能摄入过多,因为蛋白质代谢必须通过肾脏,蛋白质的摄入以每日每千克体重 1 克左右为宜。

另外,不要过度节食,以免引起肾下垂。

30. 不能使用含有邻苯二甲酸酯成分的食品包装

现代生活中最经常接触的食品包装中就含有邻苯二甲酸酯的化学物质。德国专家指出,全球男性在过去几十年发生精子数量减少的情况,都与邻苯二甲酸酯有关。

邻苯二甲酸酯是一类能起到软化作用的化学品,被普遍应用于玩具、食品包装材料、医用血袋和胶管、乙烯地板和壁纸、清洁剂、润滑剂(油)等数百种产品中。邻苯二甲酸酯严重影响着人体生育功能的正常,干扰内分泌,使男子精液量和精子数量减少,精子运动能力低下,精子形态异常,严重者会导致睾丸癌,是造成男子生殖问题的"罪魁祸首",对女性而言,邻苯二甲酸酯不仅会增加患乳腺癌的概率,还会危害到未来生育男婴的生殖系统。

所以,为了减少邻二苯甲酸酯对人体的危害,尤其是备孕的年轻夫妻,平时一定不要用泡沫塑料容器泡方便面。在微波炉加热食品时,要把食品放在耐热的玻璃器皿或陶瓷器皿中,不要使用含有邻苯二甲酸酯成分的塑料容器,以免影响孕育和优生。

31. 调整居家物品位置以保安全

为了给准妈妈孕期提供更加方便、安全的生活环境,在孕前就要调整好居家物品存放位置。

(1)给可能绊脚的物品重新选择位置,留出最大的走动空间,以保障准妈妈的行动安全。

(2)调整好必须使用的物品位置,清理床底下和衣柜顶上的东西,调整一下厨房用品的位置,要把经常使用的物品摆放在准妈妈不用踮脚、不用弯腰就能拿到或放回的地方。

(3)把晾衣架子或者绳子的位置适当调低一些,不能让准妈妈晾衣、取衣用力抬手臂。

(4)卫生间及其他容易滑倒的地方加放防滑垫,马桶附近安装扶手,以保障准妈妈在孕晚期时更加方便安全。

(5)准爸爸、准妈妈在孕前要养成使用物品后及时将物品放回原位的好习惯。

32. 孕前宜注意经期保健

妇女在月经期间盆腔的血流量增加,有些人感到下腹发胀、下坠或胀痛;有血块排出或大片内膜排出时,子宫会发生强力收缩,引起剧烈腹痛;也有少数人在月经期间抵抗力降低,很容易发生感冒。这些都属于月经不适或月经不调,对妇女身体健康不利,发展严重也会影响受孕。因此,妇女要特别注意月经期卫生保健。

(1)注意调理饮食:女性经期不宜过食辛辣、香燥、伤津的食物,以免耗伤阴血或热迫血妄行,但也不宜吃生冷之品(冷饮、凉性水果等),以防寒滞血脉、经行不畅。可适量增加羊肉、鸡肉等温补食品。

(2)注意保持情绪稳定:过度的情绪变动有可能影响月经的正常周期,并可能加重月经期间的不适。有些女性来月经时,脾气变得比较急躁,要是不注意克制,过于激动,很有可能会使月经减少或突然停止。因此,月经期间应尽量保持心情舒畅和情绪稳定。

(3)注意保暖:尤其是要注意下半身的保暖,避免在月经期间用冷水洗澡、泡足、洗头等,否则如果女性突然受到过强的冷刺激,子宫及盆腔内血管会过度收缩,有可能会引起经血过少或月经突然停止。

此外,受凉后,女性身体抵抗力会变差,容易感染疾病。

(4)保持阴部清洁:月经期间,子宫口微微张开,子宫口的"黏液塞"被经血冲掉,细菌容易入侵。平时阴道呈酸性,一般的细菌不容易在酸性环境中生长繁殖,经血从阴道流出后,破坏了阴道的酸性环境,细菌也容易侵入或繁殖。残留在阴道里和阴道外的经血,是细菌良好的培养基,极有利于细菌的生长和繁殖。因为细菌侵入,会感染子宫内膜创面,使子宫、盆腔发炎,影响健康和造成不孕。从以上种种情况看,女性在月经期,必须讲究卫生,防止细菌对人体的危害。

保持经期阴部的清洁,每天应该用温开水清洗阴部。清洗阴部要有专用盆、毛巾,不能用公用盆,以免传染滴虫和真菌,导致阴道发炎。清洁阴部时,不可坐入盆内浸泡,以免脏水进入阴道。洗毕要用干净纱布或毛巾擦拭。不要长期用抗生素和化学药物冲洗阴道,以防菌群失调引起霉菌(真菌)性阴道炎等。清洗外阴应从前往后洗,一般不用肥皂。

(5)卫生巾要清洁:这也是保证阴部清洁的关键,如果不注意卫生巾的清洁,细菌也会侵入阴道内,引起发炎。为此,应选购消毒严格的卫生巾,并多准备几条,以利及时更换,也可以使用卫生棉条,但要及时更换。

(6)注意洗澡时的卫生:经期洗澡有益卫生和血液循环,可减轻痛经,有利健康。但洗澡一定要淋浴或擦浴,千万不可洗盆浴或池塘洗浴,盆浴或池塘洗浴卫生没保证,细菌会侵入阴道,造成感染疾病。不可用热水浸泡下身时间过长,以免盆腔充血,引起月经过多。不要用凉水洗澡或用凉水洗脚,要避免雨淋,更不可下水游泳,因为月经期盆腔充血,如遇寒冷刺激,子宫和盆腔里的血管极度收缩,可使月经量过少或突然停止造成月经异常。同时,因为月经期间妇女抵抗力下降,着凉受冷,易患疾病。

(7)做到劳逸结合:一般说月经期妇女可照常工作、学习和劳动,但应避免重体力劳动和剧烈体育运动,如赛跑、打球、长途步行都不合适,因为这些活动会使下腹部血液流动加快,引起经血过多和经期延长。学习、工作也不可过累,不可时间过长,要保证充足的睡眠,做到劳逸结合,以增强身体的抵抗力。

(8)禁止性交:经期性交可引起盆腔出血加重,月经量过多,并可造成细菌感染,生殖器官发炎,如子宫内膜炎、输卵管炎、盆腔炎等,都会影响身体健康,不利受孕。

33. 孕前要保护好乳房

乳房是女性身体的一部分,其重要作用是给刚刚降生的宝宝提供高级营养食品——乳汁,使宝宝可以健康地生长发育。妈妈母乳不足或因乳房疾病不能为宝宝哺乳,会使母子都很痛苦,不利优生。因此,在孕前日常生活中加强对乳房的护理尤为重要。

(1)要经常清洗乳房。由于乳房的组织很脆弱,清洗时不要用过热、过冷的水,水温以37℃为宜,清洗时可对乳房进行旋转式按摩。清洗乳头、乳晕处,不要用毛巾用力揉搓,最好清洗乳房后,用手轻轻拍干即可,也可涂一些润肤露进行滋润。清洗乳房也可在洗澡时进行。

(2)清洗乳房时,忌用碱性清洁液。因为乳房上存在天然油脂,可起到保护乳房,预防乳房干裂、受损的作用。如果每天使用碱性清洁液,容易破坏乳房上的油脂,造成不必要的损伤,严重者还会引起乳腺疾病。

(3)定期对乳房进行自我检查。认真观察乳房外形,正常的弧形轮廓是否平整,有无橘皮样的凹点,或是否有陷窝,挤压时是否有液体溢出。如果有以上现象出现,建议及早去医院就诊。

(4)要选择质地好、大小合适的内衣。选择适合自己的内衣,给乳房最好的呵护和支撑,这也是保护胸部健康的重要因素。材料应选择细软的布料,不宜加硬衬,以免损伤乳头。内衣过松会使乳房组织松弛,影响乳腺发育,过紧又会压迫乳房,使血液循环不畅。所以,内衣要松紧大小合适,睡觉的时候应脱掉内衣,使胸部得以放松。

另外,内衣要单独洗。不要将内衣与其他衣服放进洗衣机一起洗。每次换用内衣前要去除其内侧的灰尘、纤维等。

(5)饮食上远离烟、酒、咖啡,少摄入脂肪,多摄入膳食纤维(蔬菜、水果、谷类食物)和豆类食物。另外,多运动。

(6)健胸小动作。十指并拢,双手于鼻前对击,手和肘要始终保持水平状态,手指要夹紧,同时嘴角呈微笑状。重复 10 次。此动作可使胸部脂肪组织和腺体得到锻炼,变得紧实。

(7)纠正凹陷乳头。凹陷的乳头会给哺乳造成不便,最好提前加以纠正。用温热的水清洗乳头之后,局部涂抹油脂,用手指轻轻按摩乳头及乳晕,并轻轻向外拉乳头,每天 1~2 次,可较好地纠正平坦或凹陷的乳头。

提示:

乳房自检方法

(1)将每个月的固定一天定为自检日,这样可以让自检更有规律,也更容易发现异常。

(2)采用 3 个姿势视检:站在镜前,双手下垂;抬起双手,手指交叉置于脑后并向前压;双手叉腰,双肩和双肘尽量往前伸。在这 3 种状态下,仔细观察乳房的形状、色泽、乳头分泌物、乳头凹陷程度等有无异常。

(3)以 3 种方式触检:垂直式,双手上下滑动全面检查乳房;辐射式,从乳头向四周辐射状全面检查乳房；环式，从乳房外缘环式向乳头方向移动手指，全面检查乳房。最后别忘了检查双腋下。

34. 高龄女性孕前应做的准备

(1)积极治疗身体存在的一些疾病：一般来说，女性在25岁时的受孕率高达60%，30岁后则降至30%以下，若35岁后再要宝宝，除了怀孕不易外，往往还会出现其他不利影响。因为高龄妊娠的女性，身体发生异常情况的概率会比年轻女性大，所以在决定怀孕之前一定要去医院做一次全面的身体健康检查，当然丈夫也要做。如果存在异常的话就要及时进行治疗，要把身体健康调整到最佳状态再考虑怀孕。

(2)做好充分的营养准备：饮食上的准备一直是备孕女性十分重视的事，对于高龄备孕女性更要注意。在饮食上要注意补充营养，多吃新鲜的蔬菜、水果、牛奶、瘦肉等含有优质蛋白、维生素、矿物质的食物，充足而优良的营养有助于提高卵子的质量，也为孕后做足营养储备。要禁烟、酒，注意饮食及生活中的禁忌，以便增加受孕率。

(3)放松心态：高龄女性，心理上要比年轻女性成熟，但是相比较而言，对孕育和生育的顾虑也会更多，怀孕前经常担心未来的宝宝，使精神处于紧张状态。其实，只要产前加强各种保健措施，宝宝多会平安出生，不必过于担心，应学会放松心情，否则，还不利于受孕。

(4)保证充足的睡眠：充足的睡眠可以帮助备孕女性提高身体的免疫力，增强器官组织的功能，特别是生殖系统，有助于形成优质的卵子。

(5)主动参加健身运动：主动参加健身运动，提高身体素质，增强免疫力，使身体处于最佳健康状态，以便胜任孕育宝宝的重担。远离有毒物质、辐射和不利于受孕的各项工作。

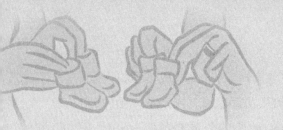

四、饮食营养准备

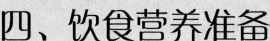

1. 查一查身体营养状况

为了生一个健康聪明的孩子,准妈妈应该从想要孩子的时候就增加营养,以利提高卵子质量和为孕期储备营养素。营养状况一般的女性,从孕前 3 个月就应该开始注意补充富含优质蛋白质、脂肪、矿物质、维生素和微量元素的食品,其中尤其不可忘记钙、铁、碘、锌、维生素 A、维生素 C 等的摄入,多吃水产品、瘦肉、动物肝肾、新鲜蔬菜和水果等。对于那些体质虚弱、营养状况较差的女性,孕前营养更为重要,开始加强营养的时间还要早一些,最好在孕前 6 个月开始增加营养,检查营养状况,缺什么补什么,如果不是严重缺乏某种营养素,就不要吃专门的补品,适当多吃一些含某种营养素多的食物即可。

2. 孕前 3 个月加强营养补充

青年男女准备怀孕前应注意身体健康,不能有营养缺乏症。尤其是准备怀孕的女性更不能缺少营养,切忌偏食、挑食或节食,以免造成某些营养素缺乏,给怀孕带来很多麻烦,甚至是危害。

妇女在孕前补充营养很重要,其原因有二:一是妇女营养不良,可导致不孕;二是孕妇在孕前营养不良,可导致孕初胎儿发育迟缓。

妇女营养不良,可导致不孕。这是因为,母体是否健康及营养是否充足,会影响卵子的活力。例如,严重营养不良的妇女,会因闭经而不孕;青春期女性营养不良可导致月经稀少而闭经，影响以后的生殖能力；一些妇女由于挑食、偏食严重，或不当的节食减肥也会导致某些营养缺乏，进而造成不孕。

妇女在孕前营养不良而导致孕初胎儿发育迟缓。在十月怀胎内，胎儿发育重要的时期是前3个月。在这个时期内，胎儿各个重要器官——心、肝、胃、肠和肾等都要分化完毕，并初具规模，而且大脑也在急剧发育。因此，这一关键时期胎儿必须要从母体那里获得足够而全面的营养，特别是优质蛋白质、脂肪、矿物质、维生素，一旦不足，就会妨碍胎儿的营养来源，很大部分就只能依靠孕妇体内的储备，即孕妇怀孕前的营养。

许多营养素在人体内的储备期限是相当长的。比如，脂肪能储存20～40天，维生素C能储存60～120天，维生素A储存长达90～356天，铁为125天，碘为1000天，钙的时间最长，高达2500天，即6年之久。

孕前的营养储备多少，会直接影响到胎儿的早期发育。国内外大量的调查资料表明，胎儿的健康状况与其母亲在孕前的营养状况明显有关。那些孕前营养状况好的孕妇所生的新生儿，不仅体重符合标准，健康情况较好，而且患病率都比较低。孕前营养状况差的孕妇所生的新生儿，就远远比不上前者。国外还有报道说，孕前营养状况好，对儿童学龄期的智力发育都会发生影响，他们会更聪明些。为了能生个健康聪明孩子，青年夫妇就应该从想要孩子的时候开始，适当加强营养。当然，具体从何时起，增加什么，增加多少，还要因人而异。营养状况一般的夫妻，应该从孕前3个月开始就要注意多摄取含优质蛋白、脂肪、维生素和微量元素丰富的食品，其中尤其不可以忘记钙、铁、碘、维生素A和维生素C的摄入，适量多吃些水产品、骨头汤、瘦肉、动物肝肾、新鲜蔬菜和水果等。对于那些体质瘦弱、营养状况差的夫妻，孕前营养更为重要，开始加强营养的时间还要早一些，最好在孕前半年左右就开始。

3. 孕前3个月准爸爸、准妈妈要补充叶酸

叶酸是准妈妈在做母亲前必须补充的一种维生素。虽然身体对这种营养素的需求量并不大，但是它却对宝宝的发育和基因表达起着至关重要的作用。

最近医学调查发现，在受孕前服用叶酸1个月以上，胎儿出生缺陷的发生率可减少50%，神经管缺陷发生在妊娠早期，是胎儿死亡的重要原因。无脑儿和脊柱裂是最常见的出生缺陷，发生率在0.08%～0.09%。所以美国疾病控

制中心建议,不仅是孕妇,所有育龄妇女都要每天服叶酸 400 微克,专家相信,在受孕 1 个月后卵胚已可能存在神经缺陷,故此在受孕后再服用叶酸,不能预防出生缺陷。

叶酸是一种水溶性 B 族维生素,在绿叶蔬菜、水果及动物肝脏中含量丰富。它能参与人体新陈代谢的全过程,是细胞增殖、组织代谢和机体发育的基础元素,是合成 DNA 的必需营养素。孕妇如果缺乏叶酸会导致胎儿神经管畸形,并可使眼、口唇、腭、胃肠道、心血管、肾、骨骼等器官的畸形率增加。叶酸缺乏还容易造成妊娠高血压、自发性流产和胎儿宫内发育迟缓、早产及新生儿低出生体重等情况。据最新研究发现,叶酸缺乏引起的流产或早产,是采用其他任何措施都难以避免的。

因此,孕妇体内叶酸是否达标对胎儿的发育是至关重要的,调查表明,分娩畸形胎儿的孕妇,叶酸缺乏者占 62%。积极主动地补充叶酸是为生育健康的宝宝打好基础,但叶酸的补充不能从发现怀孕的时候开始,至少得提前 3 个月,因为叶酸服用后至少经过 4 周时间才能改善体内的叶酸缺乏状态。得知怀孕后才开始补充叶酸,而那时已是受精后一两个月了,这就使早期胎儿的脑部和脊髓因得不到足够的叶酸,而发育不健全,导致脑部和脊髓缺陷的发生,因此,专家提议,计划受孕前 3 个月开始补充叶酸。而孕前 3 个月开始服用,可以使体内的叶酸维持在一定水平,避免在早期胎儿神经管形成敏感期中,因缺乏叶酸而导致神经系统发育不完全,并降低胎儿眼、口唇、心血管、肾、骨骼等的畸形率。

在孕前准妈妈开始服用叶酸的时候,准爸爸孕前也不能忽视叶酸的摄取。最新的调查结果显示,男子精子含量低也与体内叶酸缺乏有关,因为叶酸可以帮助 DNA 的合成,因此男性精子含量低,也要补充叶酸。叶酸不足会使核酸代谢不正常,导致男性的精子质量受到影响,比如精液的浓度会降低,减弱精子的活动能力,甚至引起精子的染色体受损。叶酸能有效预防胎儿神经管畸形的发生,但也不能盲目地大量补充,因为摄入过量叶酸会导致某些进行性的、未知的神经损害。根据中国营养学会建议,每日叶酸摄取量计划怀孕的妇女和孕妇为 400 微克,上限为 800 微克。

计划怀孕的妇女,应当从计划前 3 个月开始服用,这样到怀孕时体内叶酸已达到理想水平,以后天天服用,直至怀孕满 3 个月,使体内叶酸始终处于理想水平,确保胎儿发育需要。

值得提醒的是，必须天天服用。因为叶酸在体内存留时间短，一天后体内水平就会降低。如果遗漏，补服无效。因为前一天漏服造成叶酸水平降低的影响已无法弥补。

提示：

美国得克萨斯大学研究人员在近日出版的《科学公共图书馆医学卷》上报道说，他们对大约3.5万名孕妇及她们的分娩情况进行了跟踪调查。结果发现，如果妇女在孕前服用叶酸补充剂至少1年，在妊娠期28周至32周分娩的风险将降低50％。

4. 补充叶酸的必要性

叶酸也是一种营养成分，为水溶性B族维生素，参与人体新陈代谢的全过程，是细胞增殖、组织代谢和机体发育的基础元素，是合成DNA的必需营养素。孕妈妈如果缺乏叶酸会导致胎宝宝神经管畸形，并可使胎宝宝眼、口唇、腭、胃肠道、心血管、肾、骨骼等器官的畸形率增加。叶酸缺乏还容易造成妊娠高血压、自发性流产和胎宝宝宫内发育迟缓、早产及新生儿低体重等情况。

调查表明，分娩畸形胎宝宝的孕妈妈叶酸缺乏者占62％。积极主动地补充叶酸是为生育健康的宝宝打好基础。叶酸的补充不能从发现怀孕的时候开始，至少在孕前3个月服用，因为叶酸服用后至少经过4周时间才能改善体内的叶酸缺乏状况。得知怀孕后才开始补充叶酸，而那时已是受精后一两个月了，这就使早期胎宝宝的脑部和脊髓因得不到足够的叶酸而发育不健全，导致脑部和脊髓缺陷的发生。因此，专家提议，计划受孕前3个月开始补充叶酸，可以使体内的叶酸维持在一定水平，避免在早期胎宝宝神经管形成敏感期因缺乏叶酸而导致神经系统发育不完全。

5. 补充叶酸不能忽视的几点

（1）必须从怀孕前3个月开始服用：据研究，妇女在服用叶酸后要经过4周敏感期后，足够的叶酸才能满足神经系统的发育需要，而且要在怀孕的前3个月敏感期中坚持服用才能起到最好的预防效果。

(2)我国神经管畸形低发区,妇女也要增补叶酸:我国神经管畸形的发病情况是北方地区高于南方地区,农村高于城市。因而有人认为低发区的妇女怀孕时可以不服叶酸,这种认识的存在很可能成为出生神经管畸形儿的隐患。据调查,在低发区的育龄妇女中,仍有相当一部分人体内缺乏叶酸。因此,低发区的妇女在怀孕前也绝不能掉以轻心,也要增补叶酸。

(3)不要用叶酸片来代替小剂量叶酸增补剂:叶酸增补剂每片含 0.4 毫克叶酸,是国家批准的唯一预防药品(商品名称为"斯利安")。而市场有一种供治疗贫血用的"叶酸片",每片含叶酸 5 毫克,相当于"斯利安"片的 12.5 倍。孕妇在孕早期切忌服用这种大剂量的叶酸片,因为长期大剂量服用叶酸片对孕妇和胎儿会产生不良的影响。因此,提醒孕妇要听从医生和保健人员的指导,切忌自己乱买药、滥服药。

(4)要从饮食中摄取富含叶酸的食物:要多进食如动物肝脏、肾脏、绿色蔬菜(菠菜、小白菜、苋菜、韭菜)、鱼、蛋、谷类、豆制品、坚果等含叶酸丰富的食物。另外,柑橘类水果中叶酸含量也较多,而且食用过程中损失少,是补充叶酸的首选。

富含叶酸的食物如下所述。

绿色蔬菜:莴苣、菠菜、西红柿、胡萝卜、青菜、龙须菜、花椰菜、小白菜、扁豆、豆荚、蘑菇等。

新鲜水果:橘子、草莓、樱桃、香蕉、柠檬、桃子、李子、杏、杨梅、海棠、酸枣、山楂、石榴、葡萄、猕猴桃、梨、胡桃等。

动物食物:动物的肝脏和肾脏、禽肉及蛋类,如猪肝、鸡肉、牛肉、羊肉等。

豆类、坚果类食物:黄豆、豆制品、核桃、腰果、栗子、杏仁、松子等。

谷物类:大麦、米糠、小麦胚芽、糙米等。

由于叶酸对热光线均不稳定,食物中的叶酸烹调后损失率可达 50%～90%。所以要改变容易破坏叶酸的烹调方法,如做菜时温度不要过高、时间不宜太长等。

(5)服用叶酸不要过多:如服用过多,可掩盖维生素 B_{12} 缺乏,如果维生素 B_{12} 缺乏得不到治疗,也会导致不可逆的神经损害,服用叶酸要在医生指导下进行。

6. 牛奶可提高叶酸的生物利用率

1999年美国宾夕法尼亚州立大学研究中心对牛奶能提高叶酸的利用率进行了一项实验。

实验对31名20—27岁的育龄妇女进行为期8周的实验。两组实验对象都进食低叶酸食物，其中一组是牛奶饮用者，另一组是非牛奶饮用者。给非牛奶饮用者提供的饮食中叶酸含量比另一组高36％。

实验对两组的实验对象进行每周血标样本分析，发现虽然两组都进食低叶酸食物，而且牛奶饮用组饮食中的叶酸量更少，但牛奶饮用组的红细胞叶酸浓度有所增加，而非牛奶饮用组的红细胞叶酸浓度却下降了。

该实验证明了即使摄取低叶酸的食物，牛奶饮用者体内的叶酸水平比非牛奶饮用者高。牛奶摄取可有效提高叶酸的生物利用率。

7. 需要重点补叶酸的人

(1)年龄超过35岁的孕前准妈妈，因卵细胞已在体内度过了35年，由于受孕后卵细胞的纺锤丝老化，故生殖细胞在减数分裂时出现异常，容易生出有先天畸形的孩子。

(2)曾经有过一胎神经缺陷的准妈妈，再次发病的概率是2％～5％，曾有两胎同样缺陷者，概率达30％，而患者的同胞姐妹发病的机会也会比正常人偏高。

(3)经常吃不到绿叶蔬菜(如菠菜)及柑橘的山区或高原地区的备孕准妈妈。

(4)过于肥胖的准妈妈，可能会引起身体新陈代谢的异常，并由此导致胚胎神经系统发育变异，她们生出神经管畸形儿的比率要比体重正常的妈妈高出1倍。

8. 孕前3个月补充维生素

维生素是人体必需的营养素，适量的维生素能够有助于精子、卵子及受精卵的发育与成长，也是维持生殖功能正常的重要营养素。它维护着身体的健康，维持着生命的延续，如果维生素缺乏会影响受孕和孕育健康宝宝。所以计划生育的父母必须在孕前3个月适量补充维生素。

维生素的补充，要多元化，并要合理补充。因为不同的维生素对人体起着不同的作用。比如，维生素A可维持正常视力和皮肤健康，增强对细菌的抵抗力,当妇女维生素 A 缺乏时,就难以受孕,即使怀孕也容易流产等;维生素 D 可促进钙的吸收;维生素 E 在孕早期有保胎防止流产的作用,缺少维生素 E 会出现不孕症;维生素 C 可保护细胞组织免受氧化损伤,增强免疫力,防止维生素 A 缺乏病(坏血病)和牙龈出血;叶酸有助于红细胞的生成,防止巨幼红细胞性贫血和胎儿神经管畸形;维生素 B₁、维生素 B₂ 参与能量代谢等;其他 B 族维生素在孕期还有减轻胃部不适、促进食欲、减少妊娠反应的作用。

孕前准妈妈在高度重视的同时,孕前的准爸爸不要以为和自己就无关了。据研究发现,维生素 C 能减少精子受损的危险,提高精子的运动性;维生素 D 能提高男性生育能力;维生素 A 能使精子的活动能力增强;B 族维生素与男性睾丸的健康有着直接而密切的关系。维生素 E 有调节性腺和延长精子寿命的作用,维生素 E 还能改善血液循环,可以提高毛细血管尤其是生殖器部位的毛细血管的运动性,可提高性欲、增强精子的生成。

一般来说,我们都是从均衡的饮食来满足维生素的补充,可从下面的食物中获得我们所需的维生素。

(1)维生素 C:水果和新鲜蔬菜,如所有绿色蔬菜、西红柿、卷心菜、菜花、猕猴桃、鲜枣、草莓、橘子等。

(2)维生素 A:动物的肝、蛋黄、奶油、胡萝卜、绿叶蔬菜等。

(3)维生素 B₁:谷类、豆类、坚果类、猪瘦肉及动物内脏。

(4)维生素 B₂:动物内脏以及蛋、奶等。

(5)维生素 B₆:动物类食物,如内脏;全谷物食物,如燕麦、小麦麸等;豆类,如豌豆、大豆等;坚果类,如花生、核桃等。

(6)维生素 E:麦胚油、玉米油、花生油、香油、豆类、粗粮、坚果、芝麻。

当正常饮食无法满足体内所需的营养时,补充复合维生素也是一种有效的途径。不过,为了避免过服某些维生素危害胎儿的发育,最好先咨询医生,选择适合的维生素,以利准父母孕前摄入适量的维生素,健康地受孕。

提示:

虽然人体对维生素的需求量很小,但它在人类孕育这件事上起的作用不可小视。如果从饮食中摄取不足,必要时可在医生指导下服用维生素制剂。

9. 孕前要摄入优质蛋白质

蛋白质是人类生命活动的物质基础,我们的神经、肌肉、内脏、血液,甚至头皮、指甲都含有蛋白质,可以说人体没有蛋白质将不能运转。这些组织每天都在更新,因此我们必须每天摄入一定量的蛋白质。孕初期正是胎儿内脏生成和分化的时期,也是脑开始发育的时候。如果妇女在孕前摄取蛋白质不足,胚胎就会发育迟缓,对健全内脏和大脑极为不利,而且容易造成流产,或发育不良,出现先天性疾病及畸形。准爸爸孕前也要补充足够的蛋白质,以提高精子的数量和质量。对孕前准爸爸、准妈妈每天应从饮食中摄取优质蛋白质,以保证精子和卵子的质量及受精卵的正常发育。

蛋白质人体自身不能合成,必须通过均衡的饮食来摄取蛋白质。蛋白质分动物蛋白质和植物蛋白质两种,动物蛋白质在各种必需氨基酸组成的比例上接近人体蛋白质,被称优质蛋白质,如奶类、蛋类、肉类、鱼类等,其营养价值高,易被人体吸收。其实除摄取充足的蛋白质以外,还要讲求多样性,所以不能忽视植物蛋白质的摄取,如豆制品,其蛋白质的含量不低于各种肉类,并且还含有人体必需又不能合成的 8 种氨基酸。

育龄青年每千克体重每天应摄取蛋白质 1～1.5 克,准备生孩子的青年妇女应为 1.5～2 克,这样才能为怀孕做准备。那就是每天荤菜中有个鸡蛋,100 克鱼肉,50 克畜禽肉,再加 1 杯牛奶就可以满足身体对蛋白质的需求。

10. 准备怀孕一定要补铁

(1)铁是合成血红蛋白的原料:人体内 60％～70％的铁存在于血红蛋白内,15％左右构成各种细胞色素,20％以铁蛋白的形式储存于肝、脾、骨髓及肠黏膜中,5％左右构成肌红蛋白。女性在妊娠 30～32 周时,血红蛋白可降至最低,造成"妊娠生理性贫血",在此基础上如果再缺铁,则可能危及胎儿。在孕前妇女就要开始多摄入铁质。铁能在人体内储存 4 个月之久,如果怀孕前女性缺铁,会严重影响怀孕前的卵巢功能,甚至可能导致不孕或流产。这是由于缺铁会令对女性怀孕至关重要的黄体酮分泌低下。所以,在孕前 3 个月开始补铁,正好为孕中大量用铁做储备,防止发生贫血,这对孕妇、胎儿的健康发育是很有益的。同时男性如果缺铁,精子顶体的能力就会下降,会影响精子的健康,不利受孕。所以孕前的准爸爸、准妈妈要补铁,每天补充铁 15～20 毫克。

(2)补铁要吃含铁丰富的食物:含铁丰富的食物有黑米、猪血、海鱼、鸡蛋、鹌鹑蛋、黑木耳、芝麻、牡蛎、豆腐、小白菜、大头菜、核桃仁、豌豆、大枣、海带等。

同时,要多摄入富含维生素 E 的蔬菜、水果,以促进铁的吸收和利用。

附:常见食物铁的含量(毫克,以 100 克可食部计)

食物	含量	食物	含量	食物	含量
鸭血(白鸭)	30.5	鸡血	25.0	猪血	8.7
鸭肝	23.1	猪肝	22.6	鸡肝	12.0
蛏子	33.6	河蚌	26.6	蛤蜊(均值)	10.9
牛肉干	15.6	羊肉(瘦)	3.9	猪肉(瘦)	3.0
木耳(干)	97.4	紫菜(干)	54.9	蘑菇(干)	51.3
葡萄干	9.1	桂圆肉	3.9	枣(干)	2.3
黄花菜	8.1	油菜(黑)	5.9	豌豆尖	5.1
芥菜	5.4	菠菜	2.9	白菜薹	2.8

(引自杨月欣主编《中国食物成分表 2002》和《中国食物成分表 2004》)

11. 孕前需要补钙

新的医学研究发现,准妈妈孕前都有缺钙现象,所以专家提醒要特别加强钙的补充。钙离子是无机离子中存在最多的一种。一般情况下,成人体内含钙总量约为 1200 毫克。其中约 99％集中于骨骼和牙齿中,其余 1％常以游离或结合的离子状态存在于细胞外液、血液和软组织中。钙是胎儿发育过程中不可缺少而且用量较多的一种主要成分。孕妇钙的用量大,如果母体储备不足,就很难保证胎儿的大量需要,胎儿就会动用母体的钙,这对母体健康和胎儿发育都不利。因此,怀孕前的女性必须摄取比平常多 2 倍的钙质,虽然孕期开始对钙的需求并不是那么重要,但这只是短暂的时间。钙在人体内贮存的时间长,孕前大量补钙,就为孕中期使用提供了有利的条件。

男性缺钙会使精子运动迟缓,精子顶体蛋白酶的活性降低,必会影响受孕。

为健康孕育宝宝,孕前准爸爸、准妈妈要补充钙质,在补钙的同时要补充维生素 D,有利于钙的吸收和利用。平时要多吃含钙丰富的食物,以奶和奶制品最好,不但含量丰富,而且吸收率高。此外,芝麻、芝麻酱、蛋黄、豆类、花生、蔬菜含钙也较高,小虾皮含钙特别丰富,谷物中也含有钙,并注意平时要多晒太阳。如果缺钙症状非常明显,应在医生的指导下进行补充钙剂等。

12. 孕前补硒

育龄女性缺硒会出现难以受孕;如孕妇缺硒,则会发生流产。硒会降低孕妇的血压,消除水肿,改善血管症状,预防和治疗妊娠高血压,抑制妇科肿瘤的恶变。此外还能预防胎儿致畸。育龄男性缺硒会减少精子活动所需的能量来源,使精子的活动力下降,硒是影响精子产生和代谢的一系列酶的组成成分,缺硒可致精子生成不足,不利受孕。

所以孕前准爸妈一定要补硒,世界卫生组织(WHO)制订了人体日常膳食供给量应有50～250微克硒。在日常饮食中要适量多吃些富含硒的食物,如大蒜、菌菇、芝麻、海产品等。现市场上一些正规厂家生产的硒制品也可以用于补充体内硒含量。

13. 孕前补锌不可少

锌是人体内一系列生物化学反应所必需的多种酶的重要组成部分,对人体的新陈代谢活动有很大影响。缺锌会导致味觉及食欲减退,减少营养物质的摄入,影响生长发育。孕妇缺锌,就会影响胎儿,引起生长发育迟缓,身材矮小,甚至出现胎儿畸形。

锌对妇女怀孕和胎儿生长都有重要作用,所以,在准备怀孕时要补充锌。我国规定孕妇每天供给锌20毫克。

现代医学认为,锌元素多直接并广泛参与男性生殖生理过程多个环节的活动,维持和提高性功能,提高精子质量,参与睾酮的合成,"充养生精上皮和精子的活力";"参与人体任何蛋白质的化合"。据医学家们无数次临床试验表明:正常男性精液中的锌含量必须保持15～30毫升/100毫升的健康标准,如果低于这个标准极限,就意味着缺锌或失锌,从而造成锌缺乏症。

科学研究显示,男性缺锌可能是男性不育的一个原因。正常人的血浆中锌含量为0.6～1.33微克/毫升。而精液中锌的含量比血浆高百倍。锌直接参与精子内的糖酵解和氧化过程,对保持精子细胞膜的完整性和通透性、维持精子的活力有重要意义。男性如果缺锌会使睾酮、二氢睾酮(雄激素)减少,不利于精子生成。缺锌易使前列腺炎、附睾炎不愈,这些都可造成男性不育。所以,妻子准备怀孕,丈夫也不可缺锌。因此,要多吃一些含锌丰富的食物,如猪肝、蛋黄、猪肉、花生、核桃、苹果等。我国的锌供给量规定成人为每日 15 毫克,如果每人每天吃动物性食物 120 毫克,即可得到所需要的锌。

14. 孕前要补碘

尽管碘含量极低,却是各个系统特别是神经系统发育所不可缺少的,孕妇缺碘除可造成胎儿大脑发育障碍外,还会造成胎儿出生后明显的智力低下和精神运动障碍。每天要补充 175 毫克的碘。为预防育龄妇女缺碘,除食用加碘食盐外,最好每周进食 1～2 次海产品。

15. 孕前摄入适量脂肪和糖类

脂肪的作用是供给热能和必需脂肪酸,帮助脂溶性维生素吸收。脂肪是机体热能的主要来源,其所含的脂肪酸是构成机体细胞、组织不可缺少的物质,增加优质脂肪的摄入对怀孕有益。脂肪的营养价值与它所含的脂肪酸种类有关。脂肪酸分为饱和脂肪酸和不饱和脂肪酸。

亚油酸、亚麻酸、ω_3 不饱和脂肪酸等均属在人体不能合成的不饱和脂肪酸,只能由食物供给,又称必需脂肪酸。必需脂肪酸主要含在植物中,是人体必不可少的营养物质。必需脂肪酸吸收不足,会使人患皮疹、血尿、泌乳障碍等多种疾病。胎儿所需的必需脂肪酸只能由母体通过胎盘进行供应,因此,为了让胎儿正常发育,想怀孕的女性应多吃植物油。动物油脂所含饱和脂肪酸很高,但没有饱和脂肪酸与其他两类脂肪酸的合理搭配,健康也会出现问题。脂类仍然是身体能量的重要来源之一。

能量脂肪是人类不可缺少的营养素,如果吸收脂肪过少,会造成热能摄入不足和必需脂肪酸的缺乏,对胚胎、婴儿发育及母体健康都有危害。糖类占总热能摄入量的 60%～70%,约合每天 500 克主食。米饭、五谷杂粮、干鲜豆类等糖类会转化成热能以供身体所需。因此,如果热量不足就会影响身体对这类营养的吸收,出现营养匮乏。如摄入过多会转化为脂肪和导致血糖升高,对生殖力有损害。热能的作用是保证其他营养素在体内发生作用,另外,精子及其他生理活动也要依靠充足的热能。

所以孕前要保证能量的充足供给,最好在每天供给正常成人需要热量基础上,再加上 200～400 千卡,为受孕积蓄一部分能量,这样才能"精强卵壮",为受孕和优生创造必要条件。

16. 孕前宜树立健康的饮食观念

(1)孕前摄取营养需掌握 3 个原则:即食物的多样性、营养的均衡性、膳食结构的合理性。这样才能满足人体的营养所需,才能为孕育宝宝做好准备。

(2)营养补充需根据不同时期适当摄取:无论是孕前期还是怀孕后,需要根据不同时期的营养需要,适当摄取含有不同营养价值的食物。

(3)营养补充剂不能代替食物:胎儿的生长发育不是靠某一种营养素来完成的,哪怕是一根汗毛,都需要多种营养物质提供帮助。不要以为吃了所谓的最好的营养补充剂,就不需要正常的食物提供营养了。要知道营养补充剂不能代替食物,更不是孕前营养补充的良药,"药补不如食补"的说法,是有一定道理的。

建议夫妇双方每天摄入肉类或鱼虾 150～200 克,鸡蛋 1～2 个,豆制品 50～150 克,水果 100～150 克,蔬菜 400～500 克,主食 400～500 克,食用油 30 毫升左右,硬果类食物 20～50 克,牛奶 250～500 毫升。

17. 为增强男性生育能力孕前宜多吃的食物

(1)枸杞子:本品味甘,性平,能养阴补血、滋养肝肾、健肾固髓、益精明目,是提高男女性功能的佳果、良药。历代《本草》述其有明显增强人体性功能的作用。《药鉴》说枸杞子:"滋阴,不致阴衰,兴阳常使阳举。"《本草纲目》云:"枸杞子粥,补精血、益肾气。"

(2)鸽肉:鸽肉味咸,性平,具补肝肾、益精气、缓解祛痛作用。鸽肉中含丰富蛋白质,以及少量脂肪和无机盐等。鸽肉细嫩鲜美,尤以乳鸽为上。健康人食之可保肾。炖全鸽尤适用于肾虚、阳萎、早泄、性功能低下等,以及妇女由于气血两虚引起的性功能减退。

(3)鹌鹑:鹌鹑肉性平,味甘,有补中益血、养血填精的功效。它的营养丰富,有"动物人参"之称,由此可见其补益作用之强。其肉味鲜美,老幼皆宜,可用于肾精不足引起的腰膝酸软,夜尿频多,以及阳痿、早泄、遗精等病。它是保肾佳品。该品不温不燥、不寒不凉,故应用范围很广泛。

(4)鸡蛋:鸡蛋是人类最好的营养来源之一,几乎含有人体需要所有的营养物质,含有大量的维生素和矿物质及有高生物价的蛋白质。这些营养都是人体必不可少的,起着极其重要的作用,如修复人体组织、形成新的组织、消耗热量和参与复杂的新陈代谢过程等。

鸡蛋黄中的卵磷脂、三酰甘油、胆固醇和卵黄素,对神经系统和身体发育有很大作用。卵磷脂被人体消化后,可释放出胆碱,胆碱可改善各个年龄组的记忆力。

鸡蛋中的蛋白质对肝组织损伤有修复作用。蛋黄中的卵磷脂可促进肝细胞的再生,还可提高人体血浆蛋白量,增强机体的代谢功能和免疫功能。

许多性学专家指出,鸡蛋是人体性功能营养最强的载体,是增强人体性功能的最佳营养添加剂,是性爱恢复元气最好的"还原剂"。鸡蛋是一种高蛋白质食物,主要为卵蛋白和卵球蛋白,包括 8 种人体必需氨基酸,与人体蛋白质组成相近。鸡蛋蛋白质的人体吸收率高达 99.7%。这些优质蛋白质是性爱必不可少的一种营养物质,可以强精气,消除性交后的疲劳感。它在体内还可转化为精氨酸,提高男性的精子质量,增强精子活力,对男子生殖系统正常功能的维持有重要作用。

(5)海参:海参味甘、咸,性温。具有补肾补精、养血润燥、除湿利尿的功效。海参是高级滋补品,营养滋补力强。海参营养价值很高,而胆固醇含量却少于其他动物性食物,富含碘、锌等微量元素,所含的蛋白质及其他多糖有延缓衰老、滋养生精、修补组织等作用。一般多用于神经损伤、阳痿、遗精、小便频数等虚劳病人。《本草从新》中曾说其能"补肾益精、壮阳疗痿"。

(6)淡菜(又名海虹):淡菜性温,味甘、咸,能补肾益精,壮阳敛阴。其味道鲜美,滋补力强。淡菜温而不热,补肾益精,壮阳益肾的功效显著,对于精血衰少、阴虚阳衰的病人疗效较好,久食之可敛阴潜阳。《随息居饮食谱》说淡菜"补肾、益血、填精……"。

(7)紫菜:镁是男性的"保健素",能提高精子活力,增强男性生育能力。据研究发现,精液不液化的原因之一,就是镁缺乏。富含镁的食物有很多,其中紫菜含镁量最高,每100克紫菜中含镁 460 毫克,被喻为"镁元素的宝库"。想要孩子的男性可适量多吃点紫菜,可提高生育力。

(8)虾:现代医学研究证实,虾的营养价值极高,能增强人体的免疫力和性功能,益肾壮阳,补精抗早衰。海虾中含有3种重要的脂肪酸,能使人长时间保持精力集中,强壮身体。

虾中含有丰富的镁,镁能提高生育能力,镁对心脏活动具有重要的调节作用,能很好地保护心血管系统,可减少血液中胆固醇含量、防止动脉硬化,同时还能扩张冠状动脉,有利于预防高血压。

(9)鱼:鱼是增加性欲的理想食物,不论是海水鱼还是淡水鱼,所含的营养成分大致是相同的。鱼肉含有叶酸、维生素 B_2、维生素 B_{12}、维生素 A 和丰富的镁元素,对心血管系统有很好的保护作用,有利于预防高血压、心肌梗死等心血管疾病。鱼肉营养丰富,有滋补、养肝、补血等作用。鱼肉含有丰富的蛋白质,脂肪含量较低,且多为不饱和脂肪酸,无机盐、维生素含量也较高。尤其是章鱼、鳗鱼等含有大量生成精子的物质精氨酸,对增强生精能力有效。

鱼肉含有丰富的磷和锌等,对于男、女性功能保健十分重要。一般而言,体内缺锌者,男性会出现精子数量减少且质量下降,并伴有严重的性功能和生殖功能减退,而女性则发生体重下降、性交时阴道分泌液减少等病症。

(10)泥鳅:泥鳅有补中益气、养肾生精的功效。对调节性功能有较好的作用。泥鳅还含有一种促进精子形成的特殊蛋白质,备孕男性食用可滋补强身。

(11)韭菜:是振奋性强化药,有健身、提神、暖身壮阳作用。

(12)核桃:核桃中富含多元不饱和脂肪酸,对精子成熟和精子细胞膜的功能起决定性作用。有研究报道,年龄在 21－35 岁、身体健康的男性,每天吃 75 克核桃,12 周后精子活力、运动性和形态方面可得到明显改善。尤其想做爸爸的年轻男性,如果每天吃 75 克核桃,能够显著提高精子的质量和生育力。

(13)全麦食物:男人的性能力,主要是由两方面的因素决定:一是性欲,二是勃起能力。性欲主要取决于体内雄性激素分泌的多少,性欲越强,勃起功能越好。勃起功能主要取决于阴茎海绵体动脉血管的扩张能力,血管扩张越充分,阴茎内血液充盈越多,勃起越坚硬。

全麦食物就是小麦在加工过程中没有去除麸皮的食物。小麦的麦麸含有丰富的矿物质、粗纤维和 B 族维生素、维生素 E、硒等抗氧化物,由整粒小麦磨成的全麦粉营养价值很高。虽然全麦食物对雄性激素没有明显影响,不会影响男性的性欲,但却可以改善阴茎的血液充盈,使血管保持良好的状态,从而使阴茎保持良好的勃起功能,而勃起时血液充盈越多,勃起功能越好。

(14)麦芽油:欧洲人认为,麦芽油中含有预防性衰退的成分,实际上是天然维生素 E 的作用。医学研究发现,维生素 E 能够刺激男性精子的产生,防止流产和早产,预防男女的不孕不育症,增强心脏功能和男性的性精力等。而严重缺乏维生素 E,会导致阴茎退化和萎缩,性激素分泌减少并丧失生殖力。但是,人工合成的维生素 E 没有麦芽油防止性衰退的功效显著。

麦芽油中含有的二十八碳醇,是国际公认的抗疲劳物质,作为天然营养剂而具有增强体力、改善肌肉功能、提高反应灵敏性和运动耐久力的作用。麦芽油中还含有胆碱、植物固醇等营养物质,还含有谷胱甘肽等多种微量元素。

可见,想要宝宝的男性和女性,在日常生活中应常食小麦、玉米、小米等含麦芽油丰富的食物。

提示:

男性多吃芹菜会抑制睾酮的生成,从而有杀精作用,会减少精子的数量。据报道,国外有医生经过试验发现,健康良好、有生育能力的年轻男性连续多日食用芹菜后,精子明显减少,甚至到难以受孕的程度,这种情况在停食芹菜后几个月又会恢复正常,因此,想要孩子的爸爸孕前 3 个月最好不要吃芹菜,以保证精子数量及健康。

18. 不能吃对性功能有损的食物

(1)肥甘厚味:这是因为肥腻之物易伤脾胃,而脾胃运化失常,可导致精气不足,精亏血少,体虚气弱,可致性欲减退。此外,过食油腻,脾胃运化艰难,酿生湿热,流注下焦,扰动精室,可引起遗精、早泄,若流注宗筋,则生阳萎,说明肥甘厚味之品不可多食,否则影响性功能。日本学者发现,大豆和豆制品、章鱼、鳗鱼、泥鳅、鳝鱼含有大量生成精子的物质——精氨酸,对增强生精能力有效。

(2)太咸食物:因为咸味先入肾,适度的咸味养肾,但食盐太多则伤肾,不利助阳。因此,在饮食上宜清淡,多吃一些富有营养、补肾养精的清淡食品,如植物油、蔬菜、豆类、粗粮、肝脏、禽蛋、鱼类、花生、芝麻等,这对延年益寿、避免性功能衰退有积极意义。

（3）寒凉食物：过食性凉食品，会肾阳不足，可致经少阴冷，性功能减退。中医学认为："性凉，多食损元阳，损房事。"现在已发现，菱角、茭白、海松子、兔肉、猫肉、猪脑、羊脑、水獭肉、粗棉籽油等，对性功能不利，常吃能出现性功能减退或精子减少、阳萎等。如猪脑，《本草从新》说："损男子阳道。"水獭肉，《日华子本草》中说："消男子阳气，不宜多食。"《随息居饮食谱》中说："多食消男子阳气。"因此，对以上这些食物，有性功能障碍的人，应该禁食，性功能正常的也宜少食为好。

提示：

孕前准爸爸不要偏食。偏食可导致某些营养物质的缺乏，使肾精不足，而男子精子缺乏可导致不育。现代研究发现，精子含锌量高达 0.2%，若平时不喜欢吃含锌的食物，机体含锌量不足，可导致性功能下降，甚至不育。肉类、鱼类、动物肉含有较多的胆固醇可使体内雄性激素水平升高，有利于精子数量增加，但有些人怕胆固醇升高，引发冠心病，故不敢多吃这类食物，从而导致性功能减退。

19. 女性孕前不宜多吃的食物

（1）过量吃胡萝卜会导致不孕：胡萝卜富含胡萝卜素，还含有较多的维生素 B_2 和叶酸，对身体非常有益，但胡萝卜不能吃得过多。根据美国约翰·霍普金斯医学院金南医师的研究发现，过量的胡萝卜素会影响卵巢的黄体素的合成，使其分泌减少，有的甚至造成无月经，不排卵，从而导致不孕。这可能是由于胡萝卜干扰了类固醇的合成进而导致不孕。每周 1 次，每次不超过 250 克。

（2）不宜多吃烤肉：有人发现爱吃烤羊肉的少数妇女生下的孩子常有弱智或畸形，经过研究，这些妇女和其所生的畸形儿都是弓形虫感染的受害者。当人们接触了感染弓形虫病的畜禽，并吃了这些畜禽的肉食，常会被感染。

（3）不要食用过多菠菜：菠菜营养价值高，一直很受人们的青睐，人们一直认为菠菜含丰富的铁质，具有补血功能，所以很多孕妇用来防止贫血。虽然菠菜中含有大量的铁，但也含有大量草酸，也就是说，菠菜中的铁并不能被人体所吸收,草酸还会影响锌、钙的吸收。如果孕妇长期食用菠菜,体内钙、锌的含量就会减少,影响胎儿的生长发育。所以,为了给宝宝储备营养,计划孕育宝宝的准妈妈一定不要食用过多的菠菜。

(4)不要过多吃高纤维食物:一项新研究发现,吃高纤维的食物可能会降低女性生育能力。高纤维食品如全麦面包等粗粮或者意大利面,可能会导致女性内分泌紊乱。

女性摄入这类食品越多,她们体内的对怀孕至关重要的激素水平就越低。美国研究人员对250名育龄女性进行了为期2年的跟踪研究。结果发现,高纤维饮食不仅让这些育龄女性体内的孕激素降低,还导致排卵停止发生率升高。也就是说女人有月经,但是卵巢不排卵。所以想怀孕的女性,不要过多地食用高纤维食品。

20. 孕前准爸爸不宜多吃的食物

(1)孕前准爸爸不要多吃经加工过的肉制品和脂肪含量高的乳制品。美国《生育与不孕》月刊近日报道,常吃蔬菜和水果的男人,比常吃肉制品和全脂乳品的男人,精子质量高很多。

西班牙阿里坎特的研究人员,对1061名参加生育能力检查的男性进行了调查。结果发现,其中一半男性精液质量比较差,他们和另一半精液中拥有正常精子数量的男性相比,都喜欢经常大量吃加工过的肉制品和脂肪含量很高的乳制品。

研究负责人说,研究结果无疑证实了平衡膳食对生育能力至关重要。环境中的污染物通过饲料进入牲畜体内,在肉类和其他高脂肪食品的生产加工过程中也会产生多种化学物质。如果大量食用肉类、乳品等来源于牲畜的食品,这些物质将在人体内大量积聚,影响精子的质量和数量,不利于妻子受孕。计划要孩子的准爸爸一定要注意膳食平衡、合理,不要大量吃加工过的肉制品及脂肪含量高的乳制品。

(2)不要常吃油条。我国老百姓传统早餐喜欢吃油条,如果处于生育年龄的夫妇,长期进食油条的话,很容易导致人体内铝元素的含量超标,导致不孕症的发生。

油条含明矾会影响生育。铝并非人体所需的微量元素,但我们每天能接触到它。比如,有人炒菜用铝锅,如果在炒菜时加点醋就容易导致铝的溶解,伴随食物进入到人体。

我们也经常进食含有铝元素的食品添加剂,加工某些食物时,为了成型、好看,常常使用固化剂、抗结剂、食用色素等含铝添加剂。

对于生育期的年轻男女性来说,铝在体内超标,就会导致睾丸生精微环境发生异常,精子的生成阻滞或发育受阻,最终导致成熟精子的数量和质量都降低,进而影响到生育能力。对于孕前的准妈妈来说,铝元素超标则会导致胎儿发育异常。作为传统食品,油条只可以解馋不可贪吃。每根油条含铝约 10 毫克,每天 2 根,连吃 3 天就超标。

提示:

如果使用铝制品炊具,不要过长时间盛放盐、酸、碱类食物,以免发生化学反应而释放出较多的铝元素,对孕育宝宝不利。

(3)动物内脏不能多吃:最近,台湾有专家指出,猪、牛、羊的肝、肾脏等,里面均有不同含量的重金属镉,而湖北省卫生厅曾经公布的食品污染物监测情况中,动物肾脏中金属镉的含量超过国家标准值 100 倍。"镉可以诱导男性睾丸、附睾等组织器官发生结构功能上的退行性变化,最后导致生殖系统能力减退。"除了重金属镉,还有铅也可直接作用于男性生殖系统的核心器官——睾丸,造成精子数量减少、精子畸形率增加、活动能力减弱,影响生育。从理论上讲,人体自身有一定的排毒能力,有毒物质不会积存在体内,但如果超量摄取,人体自身的排毒能力就显得不足,有毒物质便会在人体内蓄积,当达到一定量时,就会损害人体。

男性吃动物内脏要限量,不仅仅是重金属,而且动物内脏容易被病原微生物和寄生虫污染,如果不做熟炒透,还会增加人们感染疾病的机会。有的营养专家提示男性,尤其是孕前准爸爸也不是不能吃动物内脏,但要注意摄取的量。建议每周最多吃一两次动物内脏即可,而且每次食用量不要超过 50 克。此外,吃动物内脏时,最好多搭配一些粗粮和蔬菜,以补充膳食纤维。动物内脏中含有胆酸,粗粮和蔬菜与胆酸结合,能够增加胆酸的排泄,降低胆固醇的吸收,从而达到降血脂的保健作用。

提示：

奶茶抑制精子活跃度。

目前市面的珍珠奶茶多是用奶精、色素、香精和木薯粉（指奶茶中的珍珠）及水制成。而奶精的主要成分氢化植物油，是一种反式脂肪酸。反式脂肪酸会减少男性性激素的分泌，对精子的活跃性产生负面影响，中断精子在身体内的反应过程。所以在孕前准爸爸最好不要喝奶茶。

21. 孕前饮食的禁忌

(1)忌常吃高糖食物：常吃高糖食物，会使人体吸收糖分过量，这样会刺激人体内胰岛素水平升高，使体内的热量代谢、蛋白质、脂肪、糖类代谢出现紊乱，引起糖耐量降低，使血糖升高，甚至成为潜在的糖尿病患者。孕前夫妻双方尤其是妻子，经常食用高糖食物常常可引起糖代谢紊乱，如果孕前体内血糖较高，在孕期极易出现妊娠期糖尿病，不仅危害母体的健康，还会影响胎儿的健康发育和成长。另外，常食高糖食物还容易引起体重增加，同时容易引起蛀牙，对怀孕不利。

(2)忌过食辛辣食物：过食辛辣食物可以引起正常人的消耗功能紊乱，出现胃部不适，消化不良，便秘，甚至发生痔疮。尤其是想怀孕的夫妻，孕前吃辛辣的食物，由于出现消化不良，必定影响营养素的吸收，一旦出现便秘、痔疮，身体会不适，精神不悦，这样对受孕非常不利，所以在孕前3个月要忌食辛辣食物。

(3)不要饮咖啡：研究表明，咖啡对受孕有直接影响，每天喝一杯以上咖啡的育龄女性怀孕的可能性只是不喝咖啡者的一半。准备怀孕的女性最好不要过多地摄入咖啡。一些国外专家研究后认为，咖啡因作为一种能够影响女性生理变化的物质可以在一定程度上改变女性体内雌、孕激素的比例，从而间接抑制受精卵在子宫内的着床和发育，体内大量沉积的咖啡因还会降低精子和卵子的质量，减少受孕的成功率。另外，喝过多的咖啡，还会降低机体对铁质的吸收，而怀孕期间还需要大量的铁营养素。

(4)忌饮可乐饮料：目前对市场出售的三种不同配方的可口可乐饮料，进行了杀伤精子的实验,得出的结论是,育龄男子饮用可乐型饮料,会直接伤害精子,影响生育能力。若受损伤的精子与卵子结合,就可能导致胎儿畸形或先天不足。医学家们将成活的精子加入一定量的可乐饮料中,1分钟后测定精子的成活率。结果表明,新型配方的可乐饮料能杀死58%的精子,而早期配方的可乐型饮料可杀死全部精子。专家们对育龄女性饮用可乐型饮料也提出了忠告,奉劝她们少饮或不饮为佳。因为多数可乐型饮料都含有咖啡因,很容易通过胎盘的吸收进入胎儿体内,可危及胎儿的大脑、心脏等重要器官,会使胎儿畸形或患先天性愚型。另外,可可、茶叶、巧克力等食品中,均含有咖啡因,对孕育非常不利,最好不吃为佳。

(5)避免吃腌制食品:在腌制鱼、肉、菜等食物时,容易产生亚硝酸盐,它在体内酶的催化作用下,易与体内的各种物质作用生成亚硝酸胺类的致癌物质。这类食品虽然美味,但内含亚硝酸盐、苯并芘等,对身体有害。

(6)忌生吃水产品:如果想怀孕就一定要避免各种各样的感染,其中最容易忽视也最不容易做到的是放弃一些饮食习惯,比如吃生鱼片、生蚝等。因为这些生的水产品中的细菌和有害微生物能导致流产或死胎。

(7)忌快餐:洋快餐的营养成分有欠均衡。快餐中含有太多的饱和脂肪酸,容易导致胆固醇过高,危害心脑血管健康,这样就增加了受孕的不利因素。多数快餐的调味料都有大量盐分,对肾脏没有益处,肾健康才有助受孕。

(8)避免食用罐头食品:很多人都喜欢食用罐头食品,虽然罐头食品口味多也鲜美,但在制作过程中会加入一定量的添加剂,如人工合成色素、香精、防腐剂等。尽管这些添加剂对成人影响不大,但孕妇食入过多则对健康不利,是导致畸胎和流产的危险因素。另外,罐头食品经高温处理后,食物中的维生素和其他营养成分都已受到一定程度的破坏,营养价值不高,因此,计划怀孕的女性也应尽量避免此类食品。

(9)不要常吃微波炉加热的食品:微波炉加热油脂类食品时,首先破坏的是亚麻酸和亚油酸,而这两样都是人体必需而又最缺乏的优质脂肪酸。这对孕前脂肪的摄入会有影响,不利于孕育健康宝宝。

(10)不能常吃方便面:方便面是方便食品,为了方便,利于保存,会含有一定的化学物质。对怀孕有不利影响,同时营养不全面。作为临时充饥的食品尚可,但不可作为主食长期食用,以免造成营养缺乏,影响健康受孕的成功概率。

(11)不要常吃豆腐:常吃豆腐不利于人类生育。科学家在大豆中发现的一种植物化学物质可能对精子有害,影响男性的生育能力。

伦敦大学国王学院专家研究显示,能模仿雌激素作用的染料木素影响小鼠的精子。并指出人类精子对染料木素的敏感性超过了小鼠精子。在试验中,专家发现这种少量的化学物质可以破坏男性精子,在精子游向卵子时,令精子消耗殆尽,失去生育能力。因此,建议1周吃豆制品的次数不能超过3次,每次100克左右,这样既能保持营养,也不会有不良反应。

研究还表明,如果女性食用大豆和其他富含染料木素的食物,很可能在精子进入女性体内使女性受孕时对精子产生影响。有可能影响试图受孕的女性。所以想怀孕的女性最好不要常吃豆腐,以免影响受孕。

(12)不要吃火锅,大多数的牛、羊的体内都可能寄生着弓形虫。如果在吃火锅时,只是把鲜嫩的牛、羊肉片放到汤中稍稍一烫即进食,这种短暂的加热并不能杀死寄生在肉片细胞内的弓形虫虫卵,幼虫可穿过肠壁随血液扩散至全身,对准备孕育宝宝的身体非常有害。

(13)不要吃泡沫饭盒盛的饭菜。用泡沫塑料饭盒盛的热饭热菜,会产生有毒物质二噁英,对人体危险特别大,会直接影响男性的生殖功能,所以不能用泡沫塑料饭盒来盛饭菜。

(14)过多食用植物油。豆油、菜油等食品会造成单一性的植物脂肪过高,对胎儿脑部发育不利,也会影响母体健康,因此,备孕女性应该提前做好准备,适当摄入一定量的动物脂肪,如猪油、肥肉等。但也要注意不能过量。植物油与动物油的比例为10:3。

22. 孕前3~6个月准爸爸、准妈妈要戒烟

《中国居民膳食指南》(2007)中强调,准爸爸、准妈妈要在孕前3~6个月戒烟。如果怀孕前夫妻双方或一方经常吸烟,烟草中的有害成分通过血液循环进入生殖系统,会直接或间接地发生毒性作用。丈夫吸烟,不仅影响自身健康,还严重地影响精子的活力,致畸形精子增多。研究表明,男性每天吸烟30支以上者,畸形精子的比例超过20%,且吸烟时间愈长,畸形精子愈多。停止吸烟半年后,精子方可恢复正常。女性吸烟会干扰和破坏正常的卵巢功能,引起月经失调,卵巢早衰影响卵子质量,导致不孕,吸烟的女性即使怀孕了,也因为卵

子质量不高,易出现流产、早产和死胎。每日吸烟 10 支以上者,其子女先天性畸形率增加 2.1%。所以准备怀孕的夫妻双方,在计划怀孕前的 3 个月甚至 6 个月应戒烟。此外,计划怀孕的妇女要远离吸烟的环境,减少被动吸烟的伤害。

23. 孕前 3～6 个月准爸爸、准妈妈需要禁酒

酒精可导致内分泌紊乱,夫妻双方或一方经常饮酒、酗酒,将影响精子或卵子的发育,造成精子或卵子的畸形,受孕时形成异常受精卵,影响受精卵的顺利着床和胚胎发育,甚至导致流产。如果男性长期或大量饮酒,可造成机体慢性或急性酒精中毒,使精子数量减少、活力降低,畸形精子、死精子的比例升高,从而影响受孕和胚胎发育。受酒精损害的生殖细胞所形成的胎儿往往发育不正常,如肢体短小、体重轻、面貌丑、发育差、反应迟钝、智力低下。因此,准备怀孕的夫妻双方,在计划怀孕前的 3 个月甚至 6 个月应开始禁酒。

提示:

凡是含乙醇的酒都不能喝,啤酒也可能影响男性生育能力。科学家研究发现了三种影响生育能力的化学物质——大豆和其他豆类中的染料木黄酮、啤酒花中的 8-prenyl-naringenin 及清洁剂、油漆、除草剂和杀虫剂所含的苯酚壬基等。这些物质可以模仿雌激素的作用,影响精子的行动,从而降低男性生育能力。

专家解释说,精子遇到卵子的时候,会释放一种酶,冲破卵子的外膜,而雌激素可以刺激精子的活性,如果尚未成熟的精子过早地受到刺激,在还没有遇到卵子的时候就释放出酶,等到真正需要的时候,就无法冲破卵子的外膜,那么生育能力必将受到影响。

24. 孕前准爸爸、准妈妈尽量少在外面就餐

饭店食物虽然味美可口,但往往脂肪和糖的含量过高,而维生素和矿物质不足,烹饪时盐分、食用油、味精常常使用过多。如果经常在外就餐,人体所需的各种营养比例容易失衡,难免会引起身体的不适,同时对怀孕不利。

从备孕开始,夫妇就应尽量减少外出就餐的次数,多在家烹制营养丰富的

饭菜。

提示：

长期在外吃快餐,容易出现咽痛、口臭、口腔溃疡、牙痛、烦躁、多梦等症状,中医学认为是饮食不适导致胃肠积滞化热、肝胆不和、心脾生热,对孕育不利。

25. 食物搭配要全面合理

如果准爸爸、准妈妈有了怀孕的计划,在怀孕前就一定要有意识地增强营养,为孕育健康宝宝提供良好的基础。但怎么才能做到全方位的营养呢? 首先要明确没有一样食品可以保证全方位的营养。应根据自己的身体状况,有的放矢地补充所需的蛋白质、脂肪、糖类、维生素与矿物质。

不同食物中含有的营养成分不同,含量也不等,有的含这几种,有的含那几种,有的含量多,有的含量少。所以,饮食应该尽量吃得杂一些,品种多一些,做到粗细搭配,荤素合理,不偏食、不忌嘴,保证营养均衡全面。不要因为个人喜好而偏好某一类食物或拒绝某些食物。

学会吃一些自身真正需要的食物,保证一日三餐均衡的饮食,确保饮食中能提供健康身体所必需各种营养素。比如,各种豆类、蛋、瘦肉、鱼等含有丰富的蛋白质;海带、紫菜、海蜇等食物含碘较多;动物性食物含锌、铜较多;芝麻酱、猪肝、黄豆、红腐乳中含有较多的铁;瓜果、蔬菜中含有丰富的维生素。孕前夫妇可以根据自己家庭、地区、季节等情况,科学地安排好一日三餐。这样,在孕前双方体内储存了充分的营养,身体健康,精力充沛,为优生打下坚实的基础。

当然,强调营养并不意味吃得越多越好,我们讲求的是营养搭配合理、全面。不要造成某些营养物质摄入过多,某些营养物质又严重缺乏。

26. 适量吃些蔬菜、水果

蔬菜、水果里含有丰富的营养物质,如维生素、膳食纤维、矿物质等。这些物质是人体功能所必需的,对孕育健康胎儿起着重要作用。

维生素是细胞生长的要素之一,主要存在于蔬菜、水果之中,倘若母体摄取不足或缺少某种维生素会影响胎儿细胞的构成和生长发育。比如叶酸,主要来源于绿叶蔬菜、豆类,孕前补充足够的叶酸可以预防胎儿神经管畸形。

膳食纤维不是一种营养素,但人体摄入后,可以吸附食物中的有害成分,刺激肠胃蠕动,帮助消化,加快体内排泄,缩短有害物质在体内滞留的时间,有利于孕前精子和卵子健康生长,减少污染和毒害,并对孕期消化系统的不良状况有很大的改善作用。

矿物质是人体生理活动所必需的物质,如果缺少某种矿物质,会导致贫血、甲状腺功能异常等情况,还会导致胎儿的早产、流产,影响胎儿的生长和智力发育。

很多男性尤其是孕前准爸爸不爱吃蔬菜、水果,这是不对的。蔬果营养丰富,并且蔬果当中的营养物质也是男性生殖生理活动所必需的,作用不可小觑。男性如果长期蔬果摄入量不足会导致维生素、锌、矿物质缺乏,可能影响性腺的正常发育和精子的生成,从而使精子减少或影响精子的正常活动能力,严重的可能导致不育。适量吃蔬菜、水果精子质量好,成功受孕率高。

吃蔬菜水果时要洗净,有的水果吃时要去皮。注意不要过量吃水果,以免给身体带来危害。

27. 吃蔬菜、水果要注意品种颜色搭配

做好备孕的营养均衡要注意蔬果品种颜色搭配,这样才能吃出健康,对受孕更有益。

把蔬果分成5种颜色,红色、橙黄色、绿色、紫黑色和白色,每一种颜色代表不同的营养素,因此每种颜色蔬果都有其保健作用。吃蔬果颜色搭配,营养会全面合理。

(1)绿色:绿色蔬菜、水果的富含维生素、膳食纤维,并含有大量抗癌、抗病毒的作用,如青椒、芦笋、西蓝花、猕猴桃等。

(2)橙黄色:橙黄色蔬菜、水果主要含胡萝卜素,有助于保护眼睛和皮肤,能预防癌症,如胡萝卜、西红柿、南瓜、橙子、芒果等。

(3)红色:红色蔬菜、水果含维生素C、B族维生素、磷、钾等,可以有效对抗自由基,并抗疲劳,促进体内血液循环,如火龙果、苹果、石榴等。

(4)紫黑色:紫黑色食物含有花青素,可以抗氧化,有效预防血管硬化等,如洋葱、茄子、甘蓝、芋头、紫菜等。

(5)白色:白色食物主要含蛋白质、维生素C、钾等,能起到调节视觉、稳定情绪、对心脏病和高血压有防治作用,如山药、冬瓜、杏仁、白果等。

28. 孕前准爸爸、准妈妈要多吃抗辐射的食物

在工作单位和家庭生活中,都有一些电器,电器都会产生辐射。电器所产生的辐射对健康受孕有不利影响,所以准爸爸、准妈妈孕前要多食用富含优质蛋白质、磷脂及B族维生素的食物,以增强抗辐射能力,保护生殖器官的功能。

29. 准备怀孕要吃排毒的食物

人体每天都会通过呼吸、饮食及皮肤接触等方式从外界接触有毒物质,天长日久,毒素在机体内蓄积,就会对健康造成危害,对于孕妇来说,这种危害更为严重。年轻的夫妇在怀孕前6个月要净化自身的内环境,通过食物进行排毒,将体内的废物清除体外,净化内环境,双方可吃以下排毒食物。

(1)动物血:猪、鸭、鸡、鹅等动物血液中的血红蛋白被胃液分解后,可与侵入人体的烟尘和重金属发生反应,提高淋巴细胞的吞噬功能,具有排毒作用。孕前准爸妈应每周吃1~2次畜禽血。

(2)鲜果蔬汁:鲜果蔬汁所含的生物活性物质能阻断亚硝胺对机体的危害,还能调节血液的酸碱度,有利于防病排毒。

(3)海藻类:海带、紫菜等所含的胶质能促使体内的放射性物质随粪便排出体外,因此,多吃海带、紫菜可减少放射性疾病的发生。

(4)春韭:韭菜富含挥发油、纤维素等成分,粗纤维可帮助吸烟饮酒者排出毒物。

(5)豆芽:豆芽含多种维生素,能清除体内致畸物质,促进性激素分泌。

(6)海鱼:富含多种不饱和脂肪酸,能阻断人体对香烟的吸收,增强身体的免疫力。海鱼有"脑黄金"之称。

(7)圆白菜:圆白菜是一种能够清除肝内废物的食物,是排毒食物的最佳选择。

(8)甜菜:甜菜中含有丰富的膳食纤维,有助于加快肝中抗氧化酚的分泌,有助于消除肝、胆囊及其他身体器官中的毒素。

(9)黑木耳:黑木耳营养丰富,含有较多的胶质,有润肺和清涤胃肠的功能,

可以把残留在消化系统的灰尘和杂质吸附集中起来排出体外。

提示：

人体的自我排毒速度赶不上废物积累的速度，所以需要通过饮食进行排毒。要先排毒后怀孕，有利优生。

30. 吃些没有污染的野菜、野果、野山菌

野菜、野果一般都长生在高山峻岭、深林、高原、戈壁沙漠，没有污染，自然生长。例如野果沙棘，生长在黄土高原和戈壁沙漠中，它的果实中维生素 C 的含量是苹果的 400 倍，葡萄的 200 倍，橘子的 20 倍，山楂的 14 倍，猕猴桃的 2～8 倍，孕前准爸爸、准妈妈吃些这类野果可以补充丰富的营养素，强健身体。

野菜和野山菌所含的营养成分，特别是其中的胡萝卜素、维生素 B_2 含量高于常见的蔬菜。

野菜富含矿物质、维生素等人体所需的营养成分，而且所含成分大多高于栽培的蔬菜，野菜风味独特，制成的菜肴不仅鲜美可口，增进食欲，还能起到很好的保健作用，如枸杞子滋补肝肾、明目、清肺热、降血糖；荠菜可开胃、补脑、利肝、消水肿。

野山菌是山野常见的各种"山珍"，有黑木耳、茶树花、姬松茸等，具有极高的营养保健效果。含有丰富的蛋白质、糖类、氨基酸和维生素等营养物质，不仅健康美味，而且热量低，饱和脂肪酸、胆固醇含量也低，而其中脂肪的组成以不饱和脂肪酸为主，不但有滋补功效，而且常吃不会发胖，有益于保持体形和润泽肌肤。

孕前准爸爸、准妈妈适量吃些野果、野菜、野山菌，可增加营养，有利健康，有助受孕，对生个健康宝宝大有裨益。

提示：

不要采摘路边的野菜，因有污染，又不卫生，吃了反而对身体有害。野菜要根据自己的体质选食。

31. 怀孕前要防止食品导致的感染

(1)最好少食用动物肝脏,忌吃软奶酪、生鸡蛋及其他未经烹煮的肉类。

(2)在准备用餐时,要洗手,并保持餐具、菜板清洁。

(3)菜板要有生熟之分,尽量选择塑料菜板,因为木头菜板易滋生细菌。

(4)食物要煮熟后再吃。

(5)冰箱的温度要保持在 4℃以下,所有在冰箱内的食物都要用保鲜膜包好。

(6)不买超过保质期的食品。

(7)在烹饪食物时应当按照说明进行操作。

(8)保证食物加热沸腾超过 2 分钟,并不食用剩余的食物。

(9)对食物不要反复解冻、冰冻。

(10)与动物接触后一定要洗手。

32. 想做妈妈不要过度节食减肥

育龄妇女过度节食减肥会影响月经和生育。成年女性体内脂肪含量占总体重的 25%～30%。要维持正常的月经周期、怀孕和哺乳,女性体内脂肪含量必须达到体重的 22%以上。这是因为脂肪参与了性激素的转化、代谢和储存,与生殖功能有着密切的关系。过度消瘦、脂肪过少的女性,促性腺激素的分泌在数量和时间上都是反常的,这会影响卵巢功能,以致月经紊乱,甚至发生闭经或不孕等。另外,脂肪是除卵巢外制造雌激素的重要场所。在育龄期妇女中,经脂肪细胞转化成的雌激素占雌激素总量的 1/3,约相当于 1 个卵巢的功能。因此,过度减肥,对月经和生育都不利,还容易引起卵巢早衰、子宫萎缩,影响生育。再有,消瘦、脂肪过少的女人,体内性激素失效球蛋白的含量高,该蛋白能使雌激素失效,导致活性游离雌激素含量减少,以致影响生育能力。如因节食减肥过度,已影响到了月经,应高度重视,并注意营养及含脂肪食物的摄取,这对怀孕生育是有益的。所以想怀孕的妇女在孕前 3 个月内要正常进食,以满足受孕对营养素的需求。

33. 女性经期宜注意的饮食

注意经期饮食,保持身体健康,月经正常,减少或不出现各种不适,以利增加受孕概率。

妇女月经期间,不要吃辣椒、生大葱、大蒜等刺激性强的食物,也不要饮酒、吸烟,以减少刺激引起子宫充血。经期禁食荸荠、石花菜、凉性水果及冰冷的汽水、冰淇淋、雪糕等冷饮,以免冷刺激引起血流不畅及腹部疼痛。妇女在月经期间要适当多吃一些蔬菜、水果,多喝些白开水,以保证大便的畅通。

(1)多吃富含铁的食物,每次月经的排出50~80毫升的血,随之带来大量铁的丢失。因此,月经期必须重视对含铁丰富食物的摄取,以利生血,如多吃些鱼、大枣、瘦肉、蛋黄、黑木耳、海带、豆类等含铁丰富的食物,特别是动物血,不仅富含铁质,而且还含有优质动物蛋白。

(2)多吃些温热食品。根据"血得热则行"的道理,月经期间,饮食以温热食品为宜,在冬季可适当吃一些牛肉、狗肉、鸡肉、桂圆等温补食品,但月经过多者应慎食狗肉。

(3)宜喝些红糖水。妇女月经期间,在性激素影响下,子宫内膜会发生增厚与脱落的变化,子宫内膜及盆腔、阴道血管扩张及充血,一般有轻度的腹部坠胀、腰酸不适等感觉,同时伴有食欲缺乏,这时可以喝点红糖水。红糖水性温,有利于月经顺畅。

(4)宜多吃防止便秘的食物。因为便秘可引起痛经,防止便秘的食物主要是富含纤维素的食物,如白菜、芹菜、韭菜等。此外还有润燥滑肠的蜂蜜、香蕉,并应注意多喝水。

34. 女性生理"顺畅"可用饮食来调理

女性月经正常有助受孕,为了按计划怀孕,提高受孕率,女性孕前要调理月经,使生理"顺畅",出现月经不调等可用饮食来调理。

月经时常提前来的人,应少吃辛香料,少吃肉,少吃葱、洋葱、青椒,多吃青菜。吃饭前要按摩耳朵祛除疲劳,内心不要有不安和紧张。

若月经总是迟来,宜少吃冷食多吃肉。经期第一、二天最好吃姜炒鸡肝或猪肝,多服补血的食品。

所谓"早来""迟来",系依据个人生理周期来算,不管是28天周期或30天周期,早来5天以上或晚来5天以上,就是生理问题,表明身体与精神有了不平衡的现象。

在月经前、中、后三个时期,若摄取适合当时身体状态的饮食,可调节女性生理心理上种种不适,也可使皮肤更加细嫩幼滑。

月经前烦躁不安、便秘、腰痛者,宜大量摄食促进肠蠕动及代谢食物,如生青菜、豆腐等,以调节身体不适状态。

月经来潮中,为促进子宫收缩,可摄食动物肝脏等,以维持体内热量。此时,甜食可多吃,油性食物及生冷食物皆不宜多吃。

月经后容易眩晕、贫血,在经前可摄取姜、葱、辛香料等,在经后宜多吃小鱼及多筋的肉类、猪牛肚等,以增强食欲,恢复能力。

35. 改变不良的饮食习惯

不良的饮食习惯会造成营养失衡。营养失衡对于有生育计划的准爸爸、准妈妈来说必须积极调整,因为营养失衡有可能引起不孕,也有可能影响胎儿的发育。计划怀孕的父母一定要改变以下不良习惯,为受孕创造一个健康的饮食环境。

(1)不吃脂肪:孕前准妈妈为了苗条的身体不吃脂肪或高热量的食物,这样除导致营养不良外,还会出现贫血的症状或低蛋白血症。女性身体营养失调,会影响卵子的活动能力,严重的还会导致不孕。胎儿在母体的发育需要大量的营养作为后盾,特别是怀孕的头 3 个月内,胎儿的各个重要器官基本形成,大脑也开始急剧发育。这个时候,胎儿需要从母体获得充足全面的营养,而这些营养一部分来自孕前的营养储备。如果储备不足,势必造成胎儿的发育不良,而且还会因为缺少某些重要的营养素导致发育畸形。

(2)把水果当主食:有的孕前准妈妈认为吃水果可以使皮肤细腻、红润,还可以充分地补充维生素,就把水果当主食,这样的做法也是不科学的。虽然水果里含有丰富的维生素,但有的水果糖分含量很高。如果过多地摄入糖分,会增加体内血糖的含量,既有可能引发妊娠期糖尿病,也会影响其他营养素的摄入。

(3)偏爱多食高蛋白肉类:孕前准爸爸偏爱多食高蛋白肉类,精子的生成需要优质的蛋白质,但不能过多,如果高蛋白摄入过多,维生素摄入不足就容易造成酸性体质,使精子的质量受到影响。而对蔬菜、水果之类含有丰富维生素的食物则应多吃,孕前准爸爸不爱吃水果、蔬菜,这就缺少了蔬果当中的营养物质,还有可能产生不出健康的精子,从而降低生育能力。孕前准妈妈也不能多吃肉,以免食物中蛋白质过高,降低受孕的成功率。

(4)不吃粗粮:有不少备孕的女性觉得为了宝宝的健康,要多吃一些精细的食物,如精米、精面等,一点粗粮也不吃。其实这样的做法并不科学,而且往往会造成某些维生素的缺乏,正确的做法是粗细粮合理搭配食用。

(5)吃得过饱:因为进食过多,不仅会加重肠胃等器官的负担,还会使身体更加容易发胖。长此以往,甚至会出现高血压、高血脂等慢性疾病的前兆。所以,每次进餐不宜吃得太饱,要常带三分饥,适量进食,定时定量,这样的饮食习惯,既可减轻肠胃不适感,又可防止肥胖的发生。

(6)不细嚼慢咽:食物在口腔内反复咀嚼时,可以刺激唾液的分泌。唾液中含有许多消化酶,而且延长食物的咀嚼时间,还可以反射性地刺激胃液的分泌,使食物充分地与唾液混合。这样食物到了胃肠道才能更好地被消化吸收,也可延长进餐时间,以达到饱腹感。

试验证明,粗嚼者比细嚼者至少少吸收蛋白质13%、脂肪12%,而且食欲也比较旺盛。咀嚼5分钟后,食欲才能下降。这一现象与大脑中负责食欲的部位有关,当它接受从舌头等部位传来的相同刺激过多时就会变得迟钝,不再嘴馋。故咀嚼的时间必须长一些,才能达到降低食欲的目的。否则短时间的咀嚼,也就是说狼吞虎咽只能使人胃口大开,极易造成食物超量才有饱腹感,导致热量摄入过剩,加重胃和胰腺等脏器的负担。时间一长,容易导致一些疾病的发生。准备怀孕的女性一定要养成细嚼慢咽的习惯,使营养充分吸收。

36. 素食女性孕前加强营养的做法

育龄女性经常素食,易患贫血,并影响身体内激素分泌。研究已证实,长期素食容易出现维生素 B_{12} 缺乏症。完全素食,只能够提供植物蛋白而导致某几种氨基酸的缺乏。素食对微量元素的吸收最差,铁质吸收不足影响血红蛋白的形成,这对受孕影响很大。

由于长期素食,所进食物蛋白质少,因而导致激素分泌失常,影响生殖能力,严重可能导致不育。所以素食女性想怀孕就必须加强营养。

(1)饮食要多种多样:不论是主食(米饭、面包、五谷杂粮、豆类)或是蔬菜、水果、奶蛋类、油脂类,所含的营养都有差异,而且彼此不能互相取代,因此餐桌上应该经常变换菜式,应以全麦面食、胚芽面包、糙米等代替白米饭、白面。

(2)多选择新鲜、未精加工的食物:吃素者最好多选择新鲜豆类和五谷杂粮。

营养师大力推荐黄豆与糙米约1∶3的黄豆糙米饭,蛋白质与糖类的比例正好。煮之前黄豆需先泡2～3小时,糙米泡1个小时(夏天要放进冰箱泡,以免发酵)。

(3)适量多吃豆类:豆类的黄豆、毛豆、绿豆或豆腐、豆干及豆类加工品含丰富蛋白质,可补充因未摄食肉类而缺乏的部分,且多吃豆类无胆固醇过高之忧。

(4)合理补充素食所缺:适量吃些蛋类,以增加动物蛋白质的摄入,避免氨基酸缺乏。多摄取腰果、杏仁等果类,其富含油脂可补充人体所需热量。青菜最好有四五种并不断调换,并多摄取富含高铁质的水果,如番茄、猕猴桃、葡萄等。坚持少油、少盐、少糖的基本饮食原则,有意识地补充素食者可能会缺乏的维生素。

37. 贫血女性孕前饮食的调养

育龄女性如果发生贫血,在计划受孕前一定要注意饮食调养,如果贫血不十分严重,就不必去吃各种补品,只要调整饮食就可以改变贫血的症状。

(1)均衡摄取肝脏、蛋黄、谷类等富含铁质的食物:如果饮食中摄取的铁质不足或是缺铁严重,就要马上补充铁剂。维生素C可以帮助铁质的吸收,也能帮助制造血红蛋白,所以维生素C的摄取量也要充足。

(2)多吃各种新鲜的蔬菜:许多蔬菜含铁质很丰富,如黑木耳、紫菜、发菜、荠菜、黑芝麻、莲藕等。

(3)推荐几样家常的补血食物

黑米:黑米又名补血糯,是我国古老名贵的糯米。富含铁元素,具有补血功效。是近年来国际市场畅销的保健食品之一。

黑鱼:每100克肉中含蛋白质13克,脂肪0.7克,糖类1.4克,钙14毫克,磷150毫克,铁0.6克,维生素1毫克,还含有丰富的碘。中医学认为,其性微温,味甘、咸,功能养血滋阴,补锌通脉,温经止带。适用于体虚月经不调,带下淋漓,产后乳汁不足,贫血。

胡萝卜:胡萝卜含有很高的B族维生素、维生素C,同时又含有一种特别的营养素——胡萝卜素,胡萝卜素对补血有益,用胡萝卜煮汤,是很好的补血汤饮,但不能多食。

菠菜:菠菜内含有丰富的铁质和胡萝卜素,是很好的补血蔬菜,应适量食用。

金针菜:金针菜铁含量最丰富,比大家熟悉的菠菜高20倍,同时金针菜还含有丰富的维生素A、维生素B_1、维生素C、蛋白质、脂肪及秋水仙碱等营养素。

龙眼肉:龙眼肉除了含丰富的铁质外,还含有维生素A、B族维生素和葡萄糖、蔗糖等,补血的同时还能治疗健忘、心悸、神经衰弱和失眠症。是很好的补血食物。

萝卜干:萝卜干所含的B族维生素极为丰富,铁质含量也很高,仅次于金针菜中的铁含量。

38. 给职业女性的孕前饮食建议

职业女性由于工作过度劳累、人际关系紧张、社会压力大等原因,情绪很容易出现波动,而且常坐在电脑前,辐射风险大。因此,建议职业女性孕前不要吃刺激性食物,多吃抗辐射和均衡营养的食物。可适量多吃些贝类、海藻类、莲藕、西红柿、蔬菜水果等。

应尽量少吃以下食物:①辛辣食物,如芥末、胡椒、姜、辣椒、咖啡等;②有兴奋作用的食物,如茶、咖啡等;③烤制食物,如煎饼、烧饼等;④甜卤味食物,如用糖酱肉煮的菜;⑤其他,如火腿、香肠等。

39. 想怀孕的女性要健康饮水

身体成分的一半都是水,水是维持人体内环境的重要因素,对于即将怀孕的准妈妈来说,良好的体液环境更是小宝宝安心成长的保障。

水在人体内维持各种化学物质处于正常状态,直接参与或促进一切化学变化,维持人体正常的新陈代谢。

体内各种物质的消化、吸收、运输和排泄,都需要有水的参加,以维持人体内血液的正常循环。

水的比热高,它可以储蓄热量和散发热量,从而调节体温。水在人体内还具有润滑器官和润泽皮肤的作用。

人体缺水,会引起食欲降低、精神不振、四肢无力,严重时会导致昏迷等症状。体内水分损失达 20%时,就无法维持生命体征。

人体每天需要及时补充水分,以保持人体的正常工作和学习。每天定量喝1200～1600 毫升(含膳食汤水)的水,养成不渴也喝水的习惯,不要等到口渴才饮水。

当我们感到口渴的时候,机体的水分早已失去平衡,部分细胞已经处于缺水状态,此时喝水已经是"被动饮水"。久而久之,人体就会长期处于一种潜在的缺水状态,这不利于人体的正常代谢。我们要主动饮水,按时饮水,这不仅有利于机体代谢,同时还可以收到"内洗涤"的效果,并由此改善内分泌及各脏器的功能,提高免疫力,对健康受孕极为有利。

40. 喝水要喝白开水

白开水是最适宜的饮用水,煮开后沸腾 3 分钟后的新鲜开水不但无菌,而且水中的氯气及一些有害物质也被蒸发掉了。同时还保留了水中人体必需的营养物质,凉开水最好不要放置时间太长,超过 20 小时的白开水会滋生细菌,或被空气中的细菌污染。

41. 正确的饮水方法

(1)一般健康的成年人(包括孕前的准爸爸、准妈妈)每天饮水 6～8 杯,一般饮水量 1200～1500 毫升,分几次喝完。

(2)饮水的温度要适中。水温过高或过低都不适宜饮用,水煮沸 3～5 分钟后,自然冷却在 20～25℃时适宜饮用,此时,水中气体内聚力增大,分子之间紧密,表面张力加强,与人体细胞的亲和性最强,在此温度下饮用,效果最佳。

(3)最佳饮水时间为早晨起床后,9 点左右,11 点,15 点左右,21－22 点(睡前)。在这几个时间里,要主动喝白开水。

(4)饮水不要暴饮,不要一次饮大量的水,要一口一口地喝,也就是将一杯水(200 毫升)缓缓喝完为止。

提示:

如果大量出汗时,最好在水内放少量的食盐以便迅速补充丢失的无机盐和水分。

42. 饮水应注意的几点

（1）不要饮用生水：未经有效措施处理的生水中可能存在氯气、细菌、虫卵、残留有机物质等，对人体健康构成潜在威胁，可能会导致急性肠炎和部分传染病。因此，不喝生水，应成为人人遵守的饮水原则。

（2）不喝陈水：白开水在空气中暴露4小时以上时，气体易溶入其中，使得水的生物活性丧失70%以上，而且融入水中的细菌杂质污染了水。另外，在室温下存放3天的水，每升水会产生0.914毫克的致癌物质亚硝酸盐，还可以使血液丧失输氧能力。尤其在保温瓶中的水，其内的水垢是以碳酸钙为主的多种金属和盐类的混合物，其成分含有镉、铅、砷等元素，均对身体有害。

（3）不要饮反复煮沸的水：沸腾了很长时间的水、电热水器中反复煮沸的水等，被人们称为"千沸水"。这种水因煮得过久，水中的不挥发性物质，如钙、镁等重金属成分含量会增高。久饮这种水，会干扰人的肠胃功能，出现腹泻、腹胀。千沸水还会使水中的硝酸盐还原成为致癌物质的前身——亚硝酸盐，长期饮用，对健康不利。

（4）不要长期饮用纯净水：纯净水不含矿物质，如果长期饮用，再加上偏食，可能会导致某些元素缺乏，从而引起人体体液的改变，最终导致抵抗力下降。

（5）不要过多饮用矿泉水：饮用矿泉水，可以选择含有丰富钙、镁的矿泉水，可以饮多种不同品牌的矿泉水，这样可以吸收到各种矿物质，但许多矿泉水都含有钠，摄入过多会引起高血压，如果每天只喝1升的矿泉水，不会有患高血压的风险。

43. 孕前宜常食的食谱举例

清炒猪血

【原料】 猪血500克，姜5克，食用油30毫升，料酒3毫升，味精少许，精盐适量。

【制作】 ①将猪血切成大块，放入开水中氽一下，捞出滤干水分，切小块；姜洗净，切丝。②锅内放油后，烧至七成热，下猪血及料酒、姜丝、精盐，翻炒，起锅放味精。

【功效】 养血补血,适用于血虚之人食用。中医学认为,父精母血是胎儿孕育的基础,故在孕前,女方一定要多吃一些能够补血的食物和菜肴。中医学认为,吃猪血可补充人体之阴血。

里脊菱肉

【原料】 猪里脊肉 100 克,鲜菱角 500 克,淀粉 30 克,素油 30 毫升,精盐、味精、葱花、黄酒各适量。

【制作】 ①菱角切片,里脊肉切片,用黄酒、精盐、淀粉上浆稍腌。②油放锅置火上,油温六成热时投入里脊肉片炒匀出锅。③锅留底油放进菱角片炒一会儿,再下入里脊肉片、葱花、精盐炒匀,水淀粉勾芡,放味精即可。

【功效】 营养丰富,强身健体。尤其是菜肴中的菱角,可益气健脾,培补人体后天之本,增强人体对营养物质的消化吸收能力,故孕前食之,有益于优生。

抓炒腰花

【原料】 猪腰子 300 克,料酒 10 毫升,白糖 25 克,湿淀粉 150 克,酱油 15 毫升,醋 10 毫升,葱末、姜末各 5 克,味精、精盐各适量,熟猪油、明油各少许,花生油 100 毫升。

【制作】 ①将猪腰洗净去膜,片成两半,分别将中间的腰腺片去,再剞花刀(先立刀,后坡刀),每个腰子切成 8 条,裹上湿淀粉。②花生油烧至五成熟,将腰子一块块下入油锅,避免粘连,待油 9 成热时,微火继续炸 2 分钟左右,捞出控净油。③用酱油、醋、白糖、味精、盐、葱末和姜末加少许湿淀粉兑成芡汁。④另坐锅,放熟猪油,油热时放入芡汁,汁稠时倒入腰花,翻炒两下,淋少许明油即可。

【功效】 外焦里嫩、味道鲜美。该菜肴中的腰花补肾气,强腰膝。

一品山药

【原料】 生山药 500 克,面粉 150 克,核桃仁、什锦果、蜂蜜、白糖、猪油、湿淀粉各适量。

【制作】 ①将山药洗净,蒸熟,趁热削去皮,放入大碗中,加入面粉揉匀后,揉成面团,放平盘中做成圆饼状,饼上摆上核桃仁和什锦果料,上笼蒸30分钟。②将白糖、猪油下入锅中,用旺火加热,待猪油开始溶化后,加入蜂蜜、湿淀粉调匀,待加热至白糖溶化,液汁黏稠。③出笼后浇上糖蜜汁即可。

【功效】 香甜宜人。本菜肴中的山药、核桃仁均能补肾气,加之蜂蜜益精血,故此菜肴孕前吃可有益优生。

冰镇山药

【原料】 山药300克,红糖50克。

【制作】 ①先将山药去皮洗净切成块。②锅内加水后放在火上,将山药块倒入煮熟,捞出,入凉水浸泡。红糖溶化加清水,烧开,过滤,凉凉,入冰箱稍冷冻后,取出。③把山药块控干放入碗中,放入冷红糖汁,即成。

【功效】 非常适合受孕前食用,山药补肾气,补气益精。

油炸香椿糊

【原料】 鲜香椿叶250克,白面、食油、精盐各适量。

【制作】 ①将香椿叶洗净,切碎,白面加水调成稀糊状,放入精盐与香椿叶拌匀。②将油锅烧热,用小勺把糊料慢慢一勺一勺放入锅内炸,呈焦黄后捞出,即可食用。

【功效】 香椿含胡萝卜素及B族维生素、维生素C等。中医学认为,香椿能健胃理气、清热、解毒,可排出体内的毒邪,对受孕有利。

地黄甜鸡

【原料】 生地黄250克,母鸡1只,饴糖150克,龙眼肉30克,大枣5枚,米汁、白糖各适量。

【制作】 ①将母鸡宰杀后去净毛、洗净后,掏出内脏,剁去爪、翅尖,洗净血水,入沸水锅内略焯片刻,捞出待用。②将生地黄洗净后切成约0.5厘米见方的颗粒,龙眼肉撕碎与地黄混合均匀,再掺入饴糖调拌后塞入鸡腹内,将鸡腹部向下置于罐子中。③大枣去核洗净放在罐子内,灌入米汁,封口后上笼旺火蒸2～3小时,待其熟烂即可,取出后加白糖调味即成。

【功效】 本菜富有营养,益肾补阴、补血,有助于怀孕。

豆豉牡蛎

【原料】 牡蛎 150 克,黑豆豉 50 克,大葱 1 根,酱油、白糖、油、精盐各适量。

【制作】 ①将牡蛎入清水中洗净,除去杂质,沥干。②葱洗净,去头、须、尾,切成葱花。③热油锅入豆豉炒香,加入牡蛎及酱油、白糖、精盐,中火炒约 3 分钟,待牡蛎缩小,撒上葱花即可食用。

【功效】 牡蛎含有丰富的矿物质与高蛋白,有利于改善女性体重虚胖、湿疹而致"性"趣缺乏。豆豉的营养几乎与牛肉相当,有良好的预防冠心病作用。

芝麻酱拌腰片

【原料】 猪腰 400 克,芝麻酱 75 克,小黄瓜 500 克,盐、香醋各适量。

【制作】 ①将猪腰的臊线除去,洗净,切成厚片,放入冷水中浸一下,再洗,取出投入开水内烫透。②芝麻酱加盐和匀备用;小黄瓜洗净切细丝。③将处理好的腰片码盘,撒上黄瓜丝,淋上调好的芝麻酱、香醋、盐即可食用。

【功效】 猪腰具有滋补肾气、通利膀胱之功效,可治疗肾虚、腰痛、遗精、盗汗等症状。黄瓜含有粗纤维、丙醇二酸、维生素 E 等,具有清热解毒、生津止渴、利水消肿、化湿降压、减肥抗癌等功效。此菜温补肾气、抗疲劳、补充营养。

腰果炒虾仁

【原料】 腰果 100 克,虾仁 250 克,蛋清 1 个,花生油 50 毫升,盐、麻油、葱末各适量。

【制作】 ①将腰果用油炸熟备用。②虾仁洗净去肠泥,沥干水分。③将盐、麻油、葱末、蛋清搅拌均匀成汁。④将虾仁浸泡于刚做好的汁中,放冰箱冷藏 1 小时。⑤油烧热熄火,将虾仁中多余的汁沥掉,放入油中搅开虾熟,再将油滤掉,放入腰果拌匀即可食用。

【功效】 腰果富含维生素 E,具有抗老化与润肤的效果,虾仁蛋白质含量丰富,此菜滋补肾肝、增强体力、改善腰膝酸软和遗精,尤适于孕前吃。

核桃鸡丁

【原料】 鸡脯肉 35 克,核桃仁 15 克,枸杞子 8 克,鸡汤 10 毫升,猪油 150

克,鸡蛋 2 个,精盐 5 克,料酒 25 毫升,胡椒粉 2 克,湿豆粉 35 克,生姜、葱各 10 克,香油 5 毫升,白糖 7 克,味精少许。

【制作】 ①将核桃仁用开水泡涨,剥去皮;枸杞子用温水洗净;生姜洗净切成小片,葱切成葱花;鸡蛋去黄留清;鸡肉洗净,切成 1 厘米见方的丁。②鸡丁装碗中,用精盐(2.5 克)、蛋清、湿豆粉拌匀,浆好。另碗中放入味精、白糖、胡椒粉、鸡汤、湿豆粉兑成汁。③净锅置火上,放入猪油,待七成热时,下核桃仁炒至微黄,及时捞起待用。把浆好的鸡丁倒入锅中,快速翻炒几下,下姜片、葱花,倒入汤汁快速翻炒,随即入核桃仁、枸杞子炒匀,淋入香油,装盘。佐餐食。

【功效】 补肺益肾,明目。孕前食用增加营养,强肾,有助于健康。

杞子大枣煲鸡蛋

【原料】 枸杞子 30 克,大枣 15 克,鸡蛋 2 个。

【制作】 ①将枸杞子、大枣分别洗净。②锅中加水适量,放入枸杞子、大枣用小火炖 1 小时,打入鸡蛋,再煮片刻,做成荷包蛋。

【功效】 枸杞子养肝明目,大枣补肝养血,鸡蛋可提供丰富的蛋白质。此菜营养丰富,有补肝养血、柔肝止痛之功效。

奶油牛舌

【原料】 牛舌 400 克,马铃薯 400 克,胡萝卜 200 克,海带 1 片,大蒜 1 个,豌豆荚、味精各适量,香油 1 大匙,水 4 杯,盐、奶油各少量。

【制作】 ①牛舌(或猪舌)用刷子洗净,放入充分的热水中煮,外皮呈白色后取出,用菜刀把白色外皮削切干净,切成 2 厘米的丁。②马铃薯、胡萝卜切成较大块。大蒜切薄片。③平底锅下香油加热,按顺序放牛舌、马铃薯和胡萝卜翻炒,之后取出置于容器中。④锅内放少量的水、奶油和味精煮化后,加海带、牛舌、马铃薯、胡萝卜,用小火煮 2 小时,时常搅拌一下。⑤菜快熟前加豌豆、蒜片,下盐调味,即成。

【功效】 强腰补肾,含有丰富的优质蛋白质、脂肪、维生素等,适于孕前食用。

莲子鸡蛋

【原料】 鸡蛋 2 个,莲子 150 克,冰糖少许。

【制作】 ①鸡蛋煮熟去壳。莲子用热水浸过,去皮、心。②锅内加适量水放入莲子煮熟,加入鸡蛋、冰糖,再煮 10 分钟即可食用。

【功效】 鸡蛋营养全面丰富,含有较多的叶酸。此外,鸡蛋所含蛋白质、钙、维生素 A、叶酸等都是妇女怀孕前补充的营养,有利强身健体。

酸辣猪血羹

【原料】 猪血豆腐 250 克,猪瘦肉 100 克,料酒、精盐、味精、酱油、醋、葱花、姜丝、蒜蓉、胡椒粉、猪油各适量。

【制作】 ①将血豆腐洗净切丁,猪肉洗净切碎,放入碗内,加料酒、酱油拌匀。②锅上火,放猪油烧热,再放葱、姜、蒜煸香,放入猪肉炒熟,放入血豆腐,加水适量,放入料酒、酱油、精盐、醋烧至入味,点入味精,撒入胡椒粉,出锅即成。

【功效】 此菜肴营养丰富,孕前食之能补充营养,是补铁、钙的佳品。

虾皮拌菠菜

【原料】 菠菜 500 克,精盐 3 克,麻酱 25 克,味精、精盐、香油、虾皮、醋、白糖各适量。

【制作】 ①将菠菜择洗干净,用开水焯一下,捞出,挤去水分,切成 3 厘米长的段,放入盘内。②将虾皮用开水略泡一下,然后加盐、白糖、味精、醋、麻酱、香油与菠菜同拌,即可食用。

【功效】 菠菜含铁丰富,虾皮含钙多,准备怀孕的夫妻和孕妇可经常食用,以补血补钙,强健身体。

何首乌粳米粥

【原料】 何首乌 10 克,粳米 50 克。

【制作】 ①将何首乌洗净,加水煎汁;粳米淘洗干净。②将何首乌水去渣后放入锅内与粳米同煮,米烂粥成即可食用。

【功效】 补肝益肾,养血祛风。

皮蛋瘦肉粥

【原料】 粳米 150 克,猪瘦肉 250 克,水发腐竹 50 克,皮蛋 2 个,麦片 30

克,植物油 40 毫升,盐、味精各适量。

【制作】 ①将瘦肉切成两块,用盐在肉块上涂匀,放入冰箱腌渍一夜,成为咸瘦肉。②腐竹洗净,切粒;皮蛋去壳洗净,切成数块。③粳米洗净,用盐、植物油拌匀,成为油盐米。④将清水放入锅内烧沸,倒入油盐米、腐竹粒,并稍加拌匀,煮 15 分钟,放入干净的咸瘦肉、一个皮蛋、麦片及剩下的植物油,继续煮 10 分钟后,改用文火再煮 30 分钟,视粥成糊状时即可离火,瘦肉捞起,撕咸肉丝,并与剩下的皮蛋粒一起放入粥内,煮沸片刻,加盐及味精调味即可食用。

【功效】 此粥能补充营养素,可益气养血、养血生津、益精髓、补脏腑、解暑热。

小麦粳米粥

【原料】 小麦 100 克,粳米 150 克,大枣 5 枚,红糖适量。

【制作】 ①将小麦洗净,捣碎。②将小麦、粳米和大枣放入沸水锅中,先用大火煮,然后改用小火煮 30 分钟,加入适量红糖调味,即可食用。

【功效】 小麦、粳米都含有较多的叶酸。此外,小麦含有丰富的淀粉、蛋白质、维生素和矿物质,具有养心、益肾、和血、健脾的功效。大枣富含铁,是补气血、养心神、调营卫之品。此粥适宜妇女怀孕前食用。

芝麻粥

【原料】 芝麻 50 克,粳米 100 克,蜂蜜 50 毫升。

【制作】 ①将粳米与芝麻分别用清水淘洗干净。②锅内加适量水煮沸,放入粳米、芝麻,先大火后文火,熬成粥,调入蜂蜜,拌匀即可服用。

【功效】 补益肝肾,养血和血,润肠通便。适宜孕前食用。

姜汁菠菜

【原料】 菠菜 250 克,生姜 25 克,食盐、酱油、醋、味精、麻油、花椒油等调料。

【制作】 ①将菠菜择净,切成 7 厘米的长段,洗净。生姜洗净后挤出姜汁。②锅内注入清水 1000 毫升,烧沸后倒入菠菜,约 2 分钟捞出沥去水,装在盘内凉凉,然后加入姜汁、食盐、酱油、醋、味精、麻油、花椒油调拌入味即成。

【功效】 清淡适口,养血通便。

杏仁玉枣芋头

【原料】 糯米 200 克,大枣 150 克,杏仁 100 克,芋头 300 克,白糖适量,杏仁精少许。

【制作】 ①将大枣去核,放碗内加少许清水旺火蒸约 20 分钟,取出碾碎,制成枣泥。把芋头蒸熟,剥去外皮,碾成芋泥。将枣泥搓成杏核形,芋泥成枣形包住,制成玉枣,码放碗内。②糯米、杏仁(去皮),一起磨成糊状。③锅置火上,放入清水 750 毫升,入白糖,烧开后撇去沫,徐徐下入米糊轻搅,煮成羹状,加少量杏仁精,浇在玉枣碗中即成。

【功效】 补血,止咳,润肺,健脑,适于孕前食用。

花生仁糖枣

【原料】 花生仁、大枣、冰糖各 50 克。

【制作】 ①将花生、大枣择洗干净。②锅中加水适量,放入花生、大枣、冰糖,武火烧开,改小火煨至花生仁熟烂即可。

【功效】 花生的植物性蛋白质含量丰富,且含有丰富的维生素 E,有较好的保肝作用。大枣有"天然维生素丸"之称。此菜有补中保肝、养血止血的功效。

炸春卷

【原料】 牛瘦肉 15 克,掐头去尾的绿豆芽 150 克,韭菜 50 克,鸡蛋 4 个,豆油 750 毫升(实耗 100 毫升),面粉 750 克,淀粉 25 克,精盐、味精、椒盐各适量,酱油少许。

【制作】 ①把牛肉切成丝,韭菜择洗干净,然后切寸段。②炒锅内加点油,放在火上,烧至四成热,下肉丝,放酱油炒干,加入绿豆芽、韭菜、精盐、味精翻炒数下(约七成熟)出锅,放在盘内摊开。③将鸡蛋打入碗内,加入面粉和精盐搅成糊,摊 3 张蛋皮,每张一切两半,放上炒好的馅,用剩下的蛋糊加淀粉搅匀抹在蛋皮边上,卷成卷,将炒锅内放入豆油,烧至八成热,下入蛋皮卷,将卷炸成金黄色,捞出,切成寸段,码在盘内。④吃时蘸椒盐。

【功效】 补肾益血,可增强性功能。

山药白菜

【原料】 山药(干品)20克,小白菜400克,盐、味精各适量,植物油35毫升,姜末、葱花各少许。

【制作】 ①将山药干品用清水浸泡1夜,切成薄片;小白菜洗净。②将炒锅置武火上烧热,放入植物油,烧至六成热时,下入姜末、葱花爆香,再下入小白菜、山药,炒熟后加入盐、味精即成。

【功效】 健脾,补肺,固肾,益精。尤适于遗精、带下等症。

44. 普通女性孕前饮食要求

通常,大部分孕妈妈什么食物都可以吃,不过,为了让未来宝宝出生后更加健康、精力充沛、机智敏捷,孕妈妈还是需要注意以下几方面的情况。

(1)用餐时忌大笑或伤心,避免边吃饭边想工作上的事,做到用餐时心情畅快。

(2)避免吃辛辣的食物,若身体疲惫,没胃口,可以少量吃一点。

(3)平时喝点果汁。

(4)坚持早餐吃好、午餐吃饱、晚餐吃少的饮食原则。

45. 肥胖女性孕前饮食要求

有的女性因遗传因素,天生就会发胖;有的女性胃口好,平时很能吃,吃出胖身体;也有的女性因家庭条件优越而发胖。不管什么原因,肥胖型女性若想怀上一个聪明可爱的小宝宝,需要改善肥胖状况。

(1)避免大吃大喝:虽然胃口好,但也要控制好。因为身体内的营养过量,营养会储存在体内,越积越多,给身体带来沉重的负担。

(2)适当吃通便的食物:通便的食物可使体内的废物排出体外。

(3)少吃甚至不吃糖:糖会让身体长得更加胖。

(4)应少吃的食物:①油腻食物,如油炸食物、肥肉、奶油、放过多油的菜等;②甜食,如糖类、点心类;③烤制品,如烤土司、锅巴、烤鱼、烤肉等;④辛辣食物,如姜、葱、辣椒、胡椒、咖喱等;⑤其他,如火腿肉、腊肠等。准妈妈可多吃蒸菜。

既营养,又能减肥。

46. 上班族女性孕前饮食要求

现代社会竞争越来越激烈,工作压力大,极易让上班族产生精神紧张、情绪不稳、日常生活无规律的现象,导致肠道消化不良,肚子里总是感觉饱饱的,影响生理系统正常的规律,使卵子的质量下降。

上班族女性在快餐店、餐厅等就餐的机会多,而这些地方的饭菜高油、高盐、高糖,造成人体摄入的脂肪量增加、维生素减少、排毒系统功能减弱等,引发身体功能的不协调,最终使性腺激素分泌失调。若时间久了很容易造成排卵失调患不育症。

如果你是计划怀孕的上班族,那么在日常饮食上就要多注意以下几点。

(1)养成良好的饮食规律,到点吃饭;多吃一些易消化、营养价值相对高的食物。

(2)均衡摄取五大类营养,即糖类、脂肪、蛋白质、微量元素、维生素。另外,补充一些营养素,如叶酸,有助于胎宝宝神经系统的发育。

(3)尽量少吃腌渍的食物,如酱瓜、臭豆腐等。这些腌渍食物会增加肝负担。

(4)避免食用高盐、高油、辛辣的食物。一些含糖量较高的食物,在孕前也尽量少吃,以避免发展成糖尿病。

(5)避免冷热食物混合着吃。

47. 不易受孕女性的饮食调理

不易怀孕的女性,除了去医院就诊外,千万别忘了饮食的作用。饮食调配合理会让你获得意想不到的效果。助孕食物有:童子鸡、鹿鞭、益母草、当归、枸杞子、鸡肝、菟丝子、鹌鹑、虾、肉苁蓉、鹿筋、灵芝、熟地黄、白木耳、鹿角、蛤蚧、红参、黄花、茯苓。

无论哪一种类型的女性都要忌食生冷、酸性、辛辣、刺激性的食物。

48. 男性多吃有益提高性功能的食物

(1)枸杞子:味甘,性平,能养阴补血、滋养肝肾、健肾固髓、益精明目。枸杞子是提高男子性功能的佳果、良药。《药鉴》说枸杞子："滋阴，不致阴衰，兴阳常使阳举。"《本草纲目》云："枸杞子粥，补精血、益肾气。"

(2)蛤士蟆油：此属高级强壮滋养品，有补肾益精、滋补养阴的功效。一般吃法是取蛤士蟆油3～6克，加入清水一碗泡一夜，次日加冰糖适量炖服，或与白木耳一起蒸服。

(3)羊肾：《本草纲目》说羊外肾"功同内肾而更优"。羊肾适用于肾虚劳损、腰脊疼痛、足膝痿弱、耳聋、消渴、阳痿、尿频等症。

(4)桑椹：桑椹是桑树的果实，又称桑果，其性寒，味甘。干果入药，鲜果作果品食用，有补肾、益肝、滋阴、养血的功效。《本草经疏》记载："桑椹甘寒益身而除热，其为补血、益阳之药无疑矣。"

(5)鸽肉：鸽肉味咸，性平，具有补肝肾、益精气的作用。鸽肉中含丰富蛋白质及少量脂肪和无机盐等。鸽肉细嫩鲜美，尤以乳鸽为上。健康人食之可保肾。炖全鸽尤适用于肾虚、阳痿、早泄、性功能低下者。

(6)鹌鹑：鹌鹑肉性平，味甘，有补中益血、养血添精的功效。它的营养丰富，有"动物人参"之称。由此可见其补益作用之强。可用于肾精不足引起的夜尿频多及阳痿、早泄、遗精等症，是保肾佳品。

(7)海参：富含碘、锌等元素，所含的蛋白质及其他多糖有延缓衰老、滋养生精、修补组织等作用。一般多用于神经损伤、阳痿、遗精、小便频数等虚劳患者。《本草从新》中说其能"补肾添精、壮阳疗痿"。

五、心理准备

1. 做好怀孕的心理准备

孕前心理准备,是指夫妇双方应在心理状态良好的情况下完成受孕,凡是双方或一方受到较强的劣性精神刺激,如情绪不佳、忧郁、苦闷或夫妻之间关系紧张、发生矛盾时都不宜受孕,因为准爸爸、准妈妈的心态,不仅会影响将来宝宝的性格及心理素质,而且直接导致受孕的成功与否。应该等到双方关系融洽、心情愉快时再完成受孕。研究结果表明,在心理状态不佳时受孕,可对胎儿产生有害的影响。

怀孕前夫妻双方要做好心理准备,要调整好心理、精神状态,乐观开朗,以最佳的心态迎接怀孕的到来。

2. 加强自我心理调适有利于怀孕

精神心理因素在女性怀孕过程中具有双重作用,即良好的精神心理因素能促进健康妊娠;不良的精神心理因素会影响受孕,也会影响妊娠过程。准备怀孕的妇女一定要保持愉悦的心情,主动调适不利于受孕的不良情绪,使自己的心理有一个好的状态,为怀孕创造条件。

(1)加强思想个性修养:可以阅读一些有助于精神心理调适及平衡的书籍,看一些相关的影视作品,增强自控能力和对刺激甚至是挫折的心理承受能力。

(2)主动培养良好社会适应能力:社会是丰富多彩的,由方方面面共同组成,其中协调和处理好人际关系是关键。对工作中的人际关系要坚持原则,端正态度,不卑不亢,不传播是非,不听信流言,不滋生事端,对上级尊重,对同事友好,对家人关爱,对朋友亲切,自然会如鱼得水,心态也就好了,有利于怀孕。

(3)培养良好的工作、学习方式:每个人都是社会中的一员,又是相对独立的一员。只有自己建立良好的精神状态,做到自强、自尊、自爱、自立,并且在不断变化的工作环境、学习环境、生活环境中探索适合于自己的最佳方法及心理调适措施,使自己很快进入新的角色,适应新的环境,才能保持心情轻松愉快,这既有利于工作,也有利于受孕及妊娠。

3. 孕前情绪紧张影响受孕

事实证明,结婚多年不育的妇女,整天闷闷不乐,一旦收养了一个孩子,精神变得轻松了,不久便怀孕了,这说明了女性排卵受精神因素影响。也就是说,收养了孩子内心踏实了,紧张和焦虑的心理得到了缓解。

国外科学家对此进行研究发现,"只要放松,就能怀孕"的说法是有一定科学道理的,因为情绪过度紧张导致内分泌失调,很可能是影响怀孕的一大因素或障碍。一旦心情舒畅了,就会恢复排卵,就能受孕。

丹麦科学家指出:"对于月经周期较长的妇女,心理紧张可能是降低生育能力的一个危险因素。"对393对年龄在20－35岁、没有生育过但计划要生孩子的夫妻进行观察研究。结果发现月经周期延长的妇女,在调查问卷中情绪紧张一项得分较高,是影响怀孕的因素。经过医务人员的科学宣传,解除了情绪紧张,顺其自然,这些妇女精神放松了,6个月的时间里有233对(占59.3%)怀孕。可见解除情绪紧张,精神放松后,自然受孕率明显增加。

 提示:

孕前准爸爸不良情绪也会影响精子质量导致不易受孕。

男性健全的生殖能力离不开两大因素:健康正常的精子和完善的性活动。前者包括精子的数量、质量、活动能力,后者包括阴茎的勃起功能、射精状态等。不良情绪不仅影响性生活质量,而且还影响精子质量。惊恐、焦躁、愤怒、悲哀等情绪波动,若持续时间较久且反复发生,可干扰正常自主神经和内分泌功能,使精子数量减少、畸形率增加、死精增多、活动力降低,并可引起阳萎、不射精、逆行射精,大大影响受孕概率。所以孕前准爸爸也要保持良好愉快情绪。

4. 孕前消除对事业担心心理

一些事业发展前景良好的育龄女性,生怕生育会使自己失去目前来之不易的职位,不敢怀孕。即使用人单位不会因生育辞掉员工,不少女性仍担心在孩子成长的过程中,必须花费大量的精力,从而无法实现自己事业上的更好发展。这种担心是没有必要的,也是多余的。

担心怀孕会导致失业的女性,卵子受精成功率比正常人低 30％。事实上现有许多育龄女性成功地兼顾了孕育宝宝和发展事业两件事,并幸福地完成孕育的女性,在复出之后取得了比之前更大的成就。这些女性的成功促进了社会各界对职业女性孕育一事的认可和宽容。

我国劳动法规定,女职工在孕期、产期、哺乳期时,企业不得因企业自身的原因,在女职工无主观过错的情况下解除劳动合同,而且法律赋予生育后的女职工不少于 90 天的休假权利。

因此,正在孕育年龄的女职工应放下不必要的担心,以最佳的心态受孕,生个健康的宝宝。

5. 解除不必要的顾虑

一些年轻妇女对怀孕有怕这怕那的心理,一是怕怀孕后影响自己优美的体型;二是难以忍受分娩时产生的疼痛;三是怕自己没有能力带孩子,又没有时间照顾孩子。其实,这些顾虑都是没有必要的。

毫无疑问,怀孕后,由于生理上一系列的变化,体型也会发生较大的变化,但只要坚持锻炼,产后体型会很快得到恢复。事实证明,凡是在产前做孕妇体操,产后认真进行锻炼的年轻妇女,身体的素质和体型会很快地恢复原状并有所增强。

分娩时所产生的疼痛也只是短暂的一阵,只要能够很好地按照要求去做,同医生密切配合,就能减轻痛苦,平安分娩。害怕生孩子疼痛的女性,卵子受精成功率比正常人低 19％。

孩子是夫妻爱情的结晶,是夫妻共同生命的延续,为了夫妻间诚挚的爱,为了人类的不断繁衍,做妻子应当有勇气去承担孕育、生育的重担。有了强烈的责任感和坚定的信念,一定能克服所遇到的一切困难,担当起养育宝宝的重任,同时做丈夫的也要理解和体谅妻子,多做家务,分担照顾孩子的责任。其实,那些有了孩子的夫妇很少会后悔,因为他们发现,孩子教会他们提高效率、平衡生活和工作;教会他们在劳累时放松自己的神经;教会他们更加努力和负责任,更有勇气面对生活。要知道,连最忙碌的女首相都能有时间养育自己的孩子,享受家庭生活,难道我们就没有时间吗?

以一种平和自然的心境迎接怀孕的到来,以愉快、积极的心态对待孕期将会发生的变化,坚信自己能够孕育一个聪明健康的小生命,将他(她)平安带到这个世界上。

6. 保持平和的心态

妇女孕前往往处在事业和家庭生活的繁忙时期,特别是职业女性,长期处在高节奏的竞争环境中,容易产生焦虑、心力疲劳、神经质等心理现象。处理不好就会影响心理健康,甚至自杀、犯罪、精神变态、患各种疾病等。为了适应社会的发展,保证健康的体魄,就必须培养在竞争中保持心理平衡,采取积极的态度,保持健康的心理状态。

(1)培养竞争的意识和心理素质:所谓竞争意识,就是要有进取心和高度的责任感。人的进取心理表现于不甘心落后,充满自信心,敢于创造。生活实践证明,从事创造工作的科学家、发明家、画家、改革家等,比一般人寿命长,且能持久地保持创造力。有高度责任感的人,表现于对知识的索求,对技艺的追求和对志趣的倾心,因此,视野开阔生活充实。

竞争社会所需的心理素质,首先要有顽强的毅力,毅力是一种持久坚强的意志,它是精神健康的有力保证。同时,要有良好的心理承受力,激烈的竞争常会打破原有的心理平衡,所以必须学会自我调适,做到胜不骄、败不馁,不为琐事忧虑烦恼。无论在什么情况下,都坦然地迎接新的挑战。

(2)克服自卑感,消除嫉妒心:在竞争社会中,有些人在竞争失败后产生自卑感,社会的需要是多方面的,人的兴趣和能力也是多种多样的,人各有所长,各有所短,从来不曾有过全能的"天才"。因此,不必为一时一事的失利而苦恼,丧失信心。科学竞争的社会更易产生嫉妒心理。嫉妒是一种心理现象,它是指当别人比自己优越,如才华、品德、名声、成就、相貌等高于自己时,想否定别人优势而表现出一种不甘心和怨恨的强烈情绪状态。这种消极的心理状态会降低人体生理功能而导致身心疾病。嫉妒是心理上的毒瘤,是健康的大敌。

消除嫉妒心理的基本方法就是培养正确的拼搏精神,即树立欢迎别人超过自己,更有勇气超过别人的正确观念。摆脱一切不良情绪,发挥自己的长处,在可能的范围内达到最佳水平。社会的发展将会促进合理的竞争,培养竞争意识,适应社会的需要,就能在当代环境中保持健康的平衡心理,保证旺盛的精力,健康的体魄,这对即将怀孕的准妈妈来说,更是必须具备的心理素质。

7. 孕前夫妻应学会调节工作压力

现代人最大的压力莫过于工作,要生存必须工作,要发展必须工作。工作是衡量个人社会价值的一个重要标准。

想生育的夫妻为了稳定的生活,为了实现自身的价值,不得不努力工作。但工作当中会遇到很多的问题与矛盾,如升职加薪、人际关系、工作难度,如果处理不好势必会把情绪带到生活里。而过大的工作压力还会导致想生孩子的夫妻生殖系统异常。

心理阳萎又称心理 ED,造成这种阳萎的主要原因是工作压力过大,男性在心理上排斥性生活,使得夫妻性生活不和谐,久而久之,就可能产生心理上的障碍,可能造成性功能障碍,影响到性生活。女性同样要参与高压力的工作,使得很多女性精神非常紧张,压力非常大,导致生殖内分泌系统失调、月经不调,造成排卵方面的问题,比如说不排卵,这就可能影响生育。

工作中的情绪还会不自然地带到生活中,影响夫妻之间的和谐相处,所以孕前准爸爸、准妈妈要学会自我调节工作压力。

合理安排生活,培养多种兴趣,使生活更加丰富多彩,消除不健康的情绪。

保持心情平静,使自己始终保持健康向上的心理,培养竞争意识,克服自卑感,避免心理失衡。

正确认识自身和社会的关系,学会自我调节,不要为琐事忧虑烦恼。

8. 孕前要戒怒

发怒对人健康不利,国内外专家调查研究表明,一个人的情绪易于激动,经常大发雷霆,整天在不良情绪下过日子,极易患"寿命缩短病"。因此,要想自己身心健康并能如愿受孕,生一个健康聪明的小宝宝,一定要戒怒,并要做到以下几点。

(1)保肝:要制怒,必须保证肝的功能正常。正如《灵枢·本神篇》所说:"肝气实则怒,肝气虚则悲。"怒是发脾气的表现。肝主怒,肝气旺盛的人,一旦遇到不合己意的事,就往往气愤不平。怒则气上,怒气暴发。肝藏血,因发怒而损伤肝血,致阴血亏损不能濡肝而肝失所养,则肝火愈旺,更易动怒。而肝血益伤,此所谓"怒伤肝"。这就说明,经常发怒的人,往往是肝的功能反常的表现。若是肝气郁结所引起的,当疏肝解郁;若是肝火上炎引起的,当清泻肝火;若是肝阳上亢引起的,当滋阴潜阳。

(2)以情制情:就是指医者以言行、事物为手段,激起病者某种情态变化,以达到控制其病态情绪,促进身心康复的一类方法。中医学认为,情态之病,必以情治,具体到"怒",《黄帝内经》提出"悲胜怒",就是以悲哀之情来治疗"怒"。在中医康复学中所做悲疗,其是肺主悲,金克木,故悲哀之情能抑制怒。此外《素问·举痛论》还提出"悲则气消",即悲哀能使气郁消散,而发怒常是肝气郁结的表现,所谓"气有余便是火"。

(3)加强修养:防怒于未然。经常博览群书,加强自身修养,可使人心胸坦荡,提高洞察和理解事物的能力,能够正确处理将要发生的令人发怒的事。

(4)心情愉快:怒的产生虽然是多种原因所引起,但遇到挫折或被人恶意地攻击时最容易发生。此外,在心境不好的时候,也容易被激怒,而经常保持心情愉快,宽容大度就能正确对待。中医学认为:"气血不和,百病乃变化而生",而怒为百病之一,这就足以说明培养乐观主义心境的重要性。

(5)遇事冷静:怒按其强度不同,可以分为愠怒、愤怒、大怒和暴怒几种。但不管怎样的怒,常常是不能冷静思考的结果。一个人活在世界上,总会遇到不如意的事,暴跳如雷不但解决不了问题,反而会招致更坏的结果。因此,遇事一定要冷静,才能积极思考,想出对策,圆满解决问题。

(6)及时宣泄:这是说,如心有不平之事,可及时向领导汇报,向爱人或知心朋友倾诉,甚至痛痛快快地哭一场,千万不要闷在心里,以致气郁成疾。

(7)经常听一些音乐:当情绪兴奋、愤怒、狂躁之时,可听一听节律低沉、凄切悲凉之曲。

9. 保持乐观情绪

　　未来宝宝的健康与母亲孕前和孕后的精神健康有密不可分的微妙关系。乐观的心态、健康的心理对未来宝宝的成长有助益。所以,夫妇双方在决定要孩子之后,要努力调整自己的情绪,不要焦虑,焦虑会令卵子难以受精,导致不孕不育。经常担心、发怒、心情压抑的女性,她们的卵子会比乐观开朗的女性更难受精,因而她们不孕的概率会更高。很多男性不育问题也与精神抑郁、精神状态不佳有很大关系。要以一种积极乐观的心态面对未来,把忧愁抛在脑后,让希望充满生活中的每一天。在打算怀孕的日子里,夫妇双方尽可能放松身心,不要生气打架,多找些乐趣,丰富生活内容,听听音乐,交交朋友,看看书籍,参加文娱活动等,尽量减轻生活中的心理压力,让彼此都宽心、开心、顺心、安心。要相信,如果整日开心快乐,就会带来一个同样开心快乐的孩子;相反,如果整日愁眉苦脸,就可能带来一个同样愁眉苦脸的孩子。

10. 具备积极的生育态度

　　对怀孕态度有些人顺其自然;有些人是既然怀孕了而没办法;还有些人本来计划要孩子,现已怀孕了,很是欢喜。这几种不同的态度对孕期的影响也不一样。

　　第一种情况是一切听之任之,倒也自在。怀孕本为自然的生理过程,既然结婚成家,有孩子也是自然的,不惊慌、不恐惧、心态平和。

　　第二种有些不愿意,又不愿做流产。这种无奈的心理不好,既然选择要孩子,就得有积极的态度。

　　第三种以乐观的心情迎接新生命的到来,宫内胎儿也会感受到这种欢乐气氛而生长发育得更好。但是也得想到妊娠本身会有很多未知的问题存在,如流产、胎儿发育异常等情况,切忌大喜大悲。

　　还有一种态度是真正要不得的。有些夫妻,婚后关系不融洽,婚姻处于危险的边缘,而想以生孩子来改善双方的关系,把孩子作为婚姻的纽带。这有两种情况可能发生,一是确实使婚姻关系得到改善;二是孩子的到来并没有给摇摇欲坠的婚姻带来转机,反而起反作用,这对孩子来说是极不公平的。

　　所以,要孩子应建立在稳固的家庭婚姻关系基础上。夫妻双方都愿意有一个小宝宝,并愿意肩负起做父母的责任,这是最基本的,以欢乐、祥和的态度迎接新生命的到来,并奋力创造必要的条件和融洽的家庭气氛。

11. 孕前夫妻之间应学会宽容

夫妻之间需要和谐的气氛、和谐的情调。中医学《增订养生药言》云:"天地不可一日无和气,人心不可一日无喜气"。夫妻之间互相宽容,则是增和气、添喜气的要素,必利于养肾,使心情愉快,更利于受孕。

夫妻之间不可避免地会出现一些摩擦、争吵,这往往造成一些烦闷和苦恼。常言说:"金无足赤,人无完人。"夫妻间对于对方身上的缺点毛病,或性格上的特点、生活上的习惯,能够谅解,善于宽容,就会使矛盾得到调和,使夫妻感情更加和谐,身心健康。这对孕育成功非常重要。

(1)要多沟通:出现不良情绪时,夫妻之间需要多沟通,互相协调彼此的心态。夫妻之间凡事要互相忍耐,如果意见不同想要大声说话时,互相先离开一会儿。夫妻要彼此以诚相待,一方心态失常时,伴侣需要好好劝导和安慰,帮助对方摆脱困境,想方设法帮助对方忘掉不愉快的事。夫妻双方在这一时期更要相互包容和忍让,尽量避开平时容易引起争执的话题,保持平和的心境。

(2)夫妻间要宽容:怒多缘于争执不肯让步,故夫妻双方都需学会合理的让步。双方要各自克制,多作让步,不要以牙还牙,寸步不让;要有气量,不要斤斤计较,处处指责;要有理智,留有余地,不要说过头话,伤害彼此感情;要多想想素日夫妻恩爱,说话注意互相尊重,不要轻率说"断交"一类的言辞,不给对方恶性刺激;要多规劝,善于思想交流,不要火上浇油,使用激怒方法;要主动打破僵局,结束不愉快的"冲突",不要打"持久战",导演恶性结局。

(3)遇事冷静:心理学家告诉我们,冷静下来思考,可以避免鲁莽、失态和操之过急的一时冲动。许多夫妻不和,甚至出现悲剧,就是由于一时不冷静造成的。《寿世保元》讲到"物来顺应,事过宁心",劝导大家不要将往日的不快、昔日的烦恼时时记在心中而自我不宁;《备德录》强调:"调治要诀,只一静字,事过心清凉,则心不为凡事所累,自得清静。"夫妻之间,只要立足于合,自觉礼让,遇事冷静,就会使家庭生活和睦融洽。

(4)随和、礼让:夫妻相处要宽容为怀。因为夫妻发生口角,多数没有什么根本的利害冲突,为何不能忍让呢? 因此,当一方"无礼"时,另一方应理智地让步,暂且退避三舍,另一方的怒气就会"冰消雪化"。

"天上下雨地下流,小两口吵架不记仇。"忍让之后,继之以忘。相互体谅,互相谅解,互相支持,家庭就会避免矛盾的发生,有怒气就会很快烟消云散了,夫妻也就和解恩爱了。夫妻和睦,可制怒、少怒、多喜、益肾,此为养肾之常识。

学会宽容,这对孕前的夫妻非常必要,夫妻感情和谐,身体就会更加健康,精子、卵子就能正常发育生长,受孕概率就会大大增加。

提示:

想生个健康可爱的宝宝吗?那就要调整好情绪,保持好心情,如果最近有很多不开心的事情,那就等一等,别急着要宝宝。

夫妻不妨在平淡的生活中创造一点新意,比如丈夫的一枝玫瑰花,一顿烛光晚餐,不只是形式上的浪漫,还可以加强夫妻之间的感情。

12. 和谐性生活具备的心理准备

良好的心理因素与和谐的性生活紧密结合,是达到优生的重要因素。也是孕前夫妻健康受孕具备的重要条件之一,所以实现和谐优生的性生活应具备下列心理准备。

(1)做爱时,夫妻双方的注意力要集中,完全排除其他无关意念和心情的干扰。

(2)夫妻双方都有做爱的要求,并为此感到轻松愉快,而不仅是单方面需要,或者将其视为负担和痛苦。

(3)夫妻都有正常的性欲望和性冲动,而不仅仅是一方。

(4)夫妻双方要在高度兴奋、愉悦、舒坦、满足中完成性行为,而不是索然无味。

(5)性交过程中,夫妻双方激动、兴奋、欢快的情绪应趋浓烈,并互相影响、感染、激励对方。如果一方的一言一行,甚至呼吸、表情、姿势、语调等方面,显出勉强不自然或者为难的表示,就会削弱对方兴奋欢愉的情绪。

并非每次性生活夫妻双方都能达到这些要求,有时因偶然因素使性生活不尽如人意,缺乏正常性快感,也是不足为奇的。只要对方体谅,即可在下次性生活中得到补偿。

根据夫妻性生活的心理特点，为保持性生活的和谐，提高满意度，避免心理性的性功能障碍，夫妻双方同房时应创造良好的环境，排除一切情绪干扰，正确对待和妥善处理性生活中可能出现的种种问题。只有这样，才能使夫妻性生活保持最佳心理状态，获得极大的精神愉悦，使妻子顺利受孕，健康孕育宝宝。

六、环境与物品准备

1. 良好的居住周边环境

良好的居住内外环境是孕育生命的基础,生活环境的污染,会使精子、卵子受到威胁,内分泌功能紊乱,下一代的健康也就难以保证了。

现在的畸形儿大部分是由于遗传和环境因素所致,年轻夫妻为了孕育健康宝宝在选择住所时要注意周边环境,最好远离周边有害环境的污染。

住宅外的环境主要包括噪声、电磁辐射及有害化学物质、绿化程度及空气质量。

(1)噪声:所谓噪声就是会使人烦躁或由于音量过强而危害人体健康的声音。在日常生活中,噪声主要来源于交通运输鸣笛、建筑施工噪声、工业生产噪声及音乐、舞厅等。噪声会损伤听力,影响情绪,造成血压升高、引发心脏病,使内分泌功能紊乱,给人们的日常生活和身体健康带来很大的危害,不利于正常怀孕和优生。因此,在选购新居时,最好留意一下小区是否靠近交通繁忙的路段、周边是否有加工厂、楼下是否有歌舞厅等,以免日后因噪声给你及全家带来危害,尽量远离噪声源。

(2)电磁辐射及有害化学物质:要预防辐射和化学物质的危害,要对住宅的周边环境做更深入的调查了解。在购房前,先要看看小区周边有没有此类的工厂或研究实验基地。假如以前有或刚刚搬离不久,你也需要慎重考虑一下,因为有害的化学物质不仅会污染空气,还会污染地下水源。这些隐性毒素的存在,都是你生活的隐患,不利于孕育优生。

(3)空气质量:在选购住房时,要特别留意小区周边的空气质量。要远离那些冒着烟雾的加工厂,以防空气污染带来的毒素影响你的身体健康,最好选择富含"负离子"、空气质量好的地方。

(4)绿化程度:如果小区的绿化好,鲜花遍地、树木成林,那么空气中的有害物质就会相对减少,给人体带来的舒适感也会增加。

总之,一个好的居住环境包括两个方面,即内环境和外环境。内环境就是指你的居所,外环境则是居所以外的地域。没有一个良好的外环境,你的内环境也得不到保障,自然自身健康也得不到保障。因此,选购住宅时,千万不要忽略居住外的环境。

2. 舒适的室内环境

好的居住环境,不仅有利于身体健康,也会使人心情愉悦,这对精子和卵子的健康及它们成功结合、在子宫内着床和之后胎儿的成长都是非常有益的。

居室要选择向阳的房间作卧室,有充足的阳光,光线柔和、亮度适中、通风良好。居室的布置应协调,房间的色彩应与家具的色彩相配合,因为居室的色彩具有强烈的心理暗示作用。居室要相对宽敞一些,不可放过多的家具和物品,室内宽敞,孕妇心情就宽松平和,有利于情绪的调整。居室应是整洁、安静、舒适的。清洁卫生使准父母有个好心情,并有利于身体健康。

居室中的白色可给人以清洁朴素、宽敞坦率、纯真无邪的感觉;而蓝色可给人以宁静、冷清、深邃的感觉。这两种颜色可以使神经尽快地放松,体力和精力得到很好的恢复。房间中各种颜色的合理搭配,可以帮助紧张劳累了一天的准父母孕后尽快去除疲劳,有个愉悦的心情。选择孕妇喜爱的颜色、图案来装饰居家,可使孕前准父母、孕妇心情舒畅、精神愉快,也有利于受孕及腹中小生命的发育。

孕前准父母及孕妇的居室环境宜远离嘈杂的噪声,要求居室的大环境安宁、肃静,给人以美的享受,引人遐想。

居室中要有适宜的温度和湿度,有利于孕妇的休息。一般温度保持在20～22℃,相对湿度保持在40%～50%,温湿度太高或太低会使人感到身体不舒适,会影响工作和生活,出现烦躁、不安等,同样会影响健康及排卵,不利于受孕。

床铺要放在远离窗户相对背光的地方。卧具要舒适、卫生，不要睡在过软的床上。被褥床单等要选用全棉的。枕头内填充品和枕头的高低要适合，一般夏季用蚕沙或茶叶枕芯，冬天选用蒲绒、木棉枕头，荞麦皮枕芯无论冬夏都适合。

居室经常开窗通风，保证空气新鲜，尽量少用空调，居室内摆放吊兰等绿叶植物，既增添绿意，更可净化空气。

提示：

室内不养不利于优生的植物，有些花草植物或花粉会使人产生不适症状，尤其是准备怀孕的女性会备受影响，不宜放在室内的花木有松柏类花木，如玉丁香、接骨木等；洋绣球花类，如五色梅、天竺葵等；丁香类花卉，如夜来香；有毒性的花卉，如黄杜鹃、郁金香、一品红、夹竹桃、五色梅、虎刺梅、万年青等。

3. 孕前不要住装修不久的新房

为了住得舒心舒适，绝大多数人在入住新居前要进行精心装修，一般结婚时搬进装修好的新居，专家提出孕前最好不要住进刚刚装修不久的房子。

人们常常发现一些人在搬进刚刚装修的新居后，尤其是计划怀孕的准爸爸、准妈妈，很快就出现了不舒服的感觉。如头痛、头晕、失眠、关节疼痛、四肢乏力、哮喘、流泪、起风疹疙瘩，甚至出现心慌意乱、食欲缺乏、精神忧郁、记忆力减退等，这些病症很可能是由于乔迁新居而诱发的，俗称为"乔迁病"，医学家们称之为"建筑物综合征"。

（1）为什么会出现乔迁病：科学研究证实，建造新房和装饰新居所用的砖、石、水泥、钢筋、木材、胶合板、塑料、油漆、涂料、瓷器、地板亮光剂和新家具中含有一些对人体有害的物质，如氯乙烯、聚乙烯、甲醛、酚、铅、石棉等。在新建房屋或新装修的新居内，上述多种有害物质同时存在，且这些物质间相互作用可使毒性作用增大；此外，由于新建房屋中湿度也较大，易使毒性物质和有害的粉尘微小颗粒滞留于室内，污染居室内空气；还有，加上新房通常门窗紧闭，被污染的空气难以排放，于是空气中的那些无形杀手——挥发物的浓度会升高。这些物质有致癌性,并可干扰神经或引起生殖系统疾病,对准备要孩子的父母会造成毒害,对受孕、胎儿发育都有不良影响。不仅会造成双方的身体伤害,进而引发不孕,而且对孕妇及胎儿的生长发育也会产生无法弥补的伤害,可能会导致孕妇流产、胎儿畸形,严重者可诱发宝宝患上再生障碍性贫血和白血病等疾病。所以,孕前夫妻都要远离新装修的环境,从准备结婚那一刻起就时刻关心居住环境的健康。最好孕前不要入住装修不久的新居。

(2)怎样防止乔迁病的发生

①入住新房应等待新房内干燥和打开窗户(包括各种柜门)通风1～2个月后或更长的时间再搬入,这样可使毒性挥发性物质含量降到最低点。

②在家地板打蜡时,先在地板上喷些淘米水,这样会使地板的光泽持久,最好少用一些地板蜡。

③尽量购买真正的木制品家具。如果购买了人造板制作的衣柜,不要把内衣、睡衣等贴身衣物放在里面,放在衣柜里的被子会吸附大量甲醛,使用前一定要充分晾晒。

提示:

为了自己和家人的身体健康,选购新居的装修、装饰材料时,小到小挂件,大到板材、油漆等,一定要选择无甲醛、苯等有毒化学物质或含量低的绿色材料。

4. 要注意房间卫生

人体在新陈代谢过程中,会产生大量的化学物质,共计五百余种,其中从呼吸道排出的有149种,如二氧化碳、氨等。让3个人在门窗紧闭的10平方米的房间里看书,3小时后检测发现,二氧化碳增加了3倍,氨增加了2倍。故紧闭门窗时间越长,室内二氧化碳浓度越高,高浓度的二氧化碳使人头昏脑涨、疲乏无力、恶心、胸闷、读书学习不能专心。

(1)预防人体对房间的污染:皮肤是人体最大的器官,经它排泄的废物多达171种。英国科学家曾对室内尘埃进行了测定,发现其中90%的成分竟是人体皮肤脱落的细胞。另外,经汗液蒸发的尿酸、尿素、盐分、皮脂腺的分泌物等,皆从皮肤散发到室内空气中。即使健康人,每天通过吐痰、咳嗽、打喷嚏等,也会排出 400 亿个细胞、病菌等微生物,弥散到空气中造成污染。若是房间内有病人,则排出的病原微生物和有毒物质会更多。

为防治这些污染,首先要注意个人卫生,勤洗澡理发、换洗衣服、晒被褥,不要随地吐痰。室内经常扫地、拖地板,对家具要用湿抹布擦,防止灰尘飞扬。床下也要经常清扫,不要堆积杂物。

(2)开窗通风换新鲜空气:另一重要措施是经常开门开窗,通风换气。在夏季,最好昼夜 24 小时开窗;冬天天气寒冷,每天也应开窗 2～4 次。在安排居室时,应把向阳的房间作为卧室。

(3)勤打扫居室:每天要打扫房间卫生,每周要大扫除,保持室内地面、墙面、家具的卫生。

另外,卫生间、厨房也必须保持清洁卫生,天天打扫,开窗通风,安装排风扇、抽油烟机等。

5. 适体的内衣

要给孕妇准备几身吸水性强、有伸缩性的棉织材料制成的内衣,不要用化纤制品。由于内衣要勤洗勤换,还应注意选购易洗及柔软的衣料,用时应准备容易穿、脱的内衣。内裤要选购或制作几条平角的,以防受凉。孕妇不宜穿三角内裤,应准备几条大裤衩,下腿稍长,上面盖过肚脐,有利于防寒。内裤和衬衫都不要松紧带,以免勒着肚子,压迫胎儿。最好使用带子,以便根据腹围的变化进行调节。内裤一天最少换一次,以保持外阴的清洁。内裤如果穿得太紧,易使肛门、阴道分泌物中的病菌进入阴道或尿道,引起泌尿生殖系统感染。

女性的内衣也要宽松,以使乳房和腹部保持自然松弛状态为宜,而且应该做到每天换洗。

乳房从妊娠初期开始就逐渐地鼓起来,一步步地变大。到妊娠 4～5 个月的时候,乳房已经变得相当大,原来的胸罩已不再适合,尤其需要注意的是,这个时期是乳腺发育的重要阶段,因此必须选用不会挤压乳房的胸罩,这样才能在产后顺利地分泌母乳,并且保持优美的乳房曲线。挑选胸罩的时候,应当选择既能够保护整个乳房同时又不会压迫乳头的罩杯,胸罩的型号最好要稍大一些。同时,应当选择从背部到侧部的带子可调节的胸罩,前面开口的胸罩方便给婴儿哺乳。

6. 宽松的外衣

孕妇的外衣要宽松。可到孕妇商店选择宽大的孕妇装,穿在身上不会感到紧,并能使鼓起的肚子不太明显。外衣的纽扣、腰带都要简单方便,便于穿脱。这样,可以减少孕妇的穿衣脱衣负担,使其精神愉快。孕妇外衣的颜色不宜用大红、大绿或色彩鲜艳的图案,以免增加孕妇体型的臃肿感,顺条状花纹的外衣能使孕妇显得相对苗条一些,大横格会加重孕妇的肥胖和臃肿感,不适合选穿。

外衣冬天要保暖轻便,夏天要凉爽、简洁宽松、实用美观、穿着得体,外出衣服要准备1～2套,平时在家准备2～3套。最好穿孕妇裙,既宽松又凉爽。至于裤子应选择弹性大的孕妇专用裤子,有背带的更好,或者可以任意调节裤腰尺寸的裤子。

7. 合适的鞋袜

孕前准备好合适的鞋子更是为了孕妇的健康。

妇女怀孕后,身体的重心发生变化,脚也会发胖,选用合适的鞋子对保证孕妇行走的安全很必要。鞋子不合适,一是走路累,二是不安全,容易摔跤,如穿高跟鞋对孕妇是很不适宜的。孕妇选择鞋子时应注意以下几点。

(1)有能支撑身体重量的宽大的后跟,鞋跟的高度以2厘米左右为宜。

(2)鞋底上要有防滑纹,以免滑倒。

(3)宽窄、长短适宜。孕妇的脚会水肿,宽大的鞋才舒服。

(4)鞋帮不能太硬,以软布或软皮的鞋帮为好,脚在鞋里不受挤压,比较舒服;但过软的鞋帮不能提供有力的支撑,有扭伤脚踝的危险。

(5)鞋的重量要轻些,最好不穿硬底皮鞋,一是分量重,二是走路振动大,不舒服。

(6)要多准备几双大小不同的鞋,脚水肿时方便换穿。

孕妇不要穿高跟鞋,一是稳定性差,稍不注意就会出现崴脚、摔跤等现象,非常危险,孕妇崴脚、摔跤很容易引发流产、早产等;二是穿着高跟鞋时腰部和后背都很用力地支撑着,容易产生腰痛。但无跟鞋也不理想,走路时的振动直接传到全身,所以孕妇宜穿着后跟高2厘米左右的鞋。

鞋子选好了,袜子也同样要好好选择。首先,要选择透气性好,且吸湿的棉袜或线袜,这样可以保持足部干爽,足部出汗后不会感觉油腻难受。其次,不要穿潮湿未干的袜子,因为袜子受潮后,湿袜中的水分就会挤掉袜子纤维中的空气,使保暖性降低,对足部和身体健康都是不利的。

提示:

买鞋最好晚上去买,因为此时的双脚比白天要大,买的鞋子就会合适,鞋子除大小合适外,还要注意一定要穿着舒适。

8. 腰带扎得不宜过紧

备孕女性不要把腰带扎得过紧,因为女性的腰部与生殖系统有很大的关系。若腰部受损,则很有可能影响到生殖系统,对怀孕造成不利影响。

由于特殊的生理构造,女性骨盆较男性宽。骨盆是由髋骨、骶骨和尾骨三部分组成。盆膈是封闭盆骨出口的主要结构,由肛门肌、尾骨肌及覆盖其上、下面的盆膈上、下筋膜构成,起着承托盆腔内器官的作用。骨盆具有保护内脏、承受并传导重力等作用。生殖器官居骨盆腔之中,对女性而言,其还构成骨产道,与生殖系统关系密切。

日常生活中,有的年轻女性为了追求纤纤细腰而扎紧皮带或使用腹带束腰,强求自己的体形,使骨盆长期受到压迫,迫使腹内压力增高,久而久之,则会导致消化系统功能下降,轻者食欲缺乏、腹胀、反酸,重者会出现胃及十二指肠溃疡,更加严重的还会造成子宫移位、输卵管粘连等妇科疾病。所以,为了身体的健康及有利受孕,女性不要把腰带扎得过紧。

9. 调整准爸爸孕前的着装

准爸爸在孕前3个月要避免穿紧身裤,如紧身的三角裤或牛仔裤,这些衣物使阴囊和睾丸牢牢地贴在一起,增加睾丸的局部温度,有碍健康精子的产生,而且频繁的局部摩擦对睾丸的生精能力也会有所干扰。准爸爸孕前应穿宽松的平角短内裤,选穿符合自己尺寸的棉制平角内裤,以及较为宽松适体的外裤,这样做才有利于生殖器官健康,对受孕有益。

10. 准备胎教音乐唱片、磁带及书籍

孕早期音乐胎教宜选用轻松愉快、诙谐有趣、优美动听的音乐,如《春江花月夜》《假日的海滩》《锦上添花》《矫健的步伐》等曲子。孕中期可继续听孕早期的乐曲,同时增添一些柴可夫斯基的《B小调第一钢琴协奏曲》《喜洋洋》《春天来了》等乐曲。孕晚期宜选择既柔和而又充满希望的乐曲,如《梦幻曲》《让世界充满爱》《我将来到人间》《水上音乐》等。

还要准备"胎儿智力启迪器"启迪智力,它是一种可放在准妈妈肚子上接听的装置。购买一些有关优生优育、孕产妇、育儿等知识书籍以增长知识,强健身体,孕育健康宝宝。

11. 孕前做好经济准备

充足的经济准备是孕育宝宝的必备条件,孕前准爸爸、准妈妈就要做好家庭理财计划。

怀孕期间花费最大的是生活费用。从怀孕开始,要增加孕妇的营养,并且在怀孕的不同时期,应适当调整孕妇的饮食,以满足孕妇对营养物质的需求。在孕妇的饮食中要注意各营养成分的平衡,要求饮食多样性。在计划怀孕时,应将这部分开支考虑在内。

随着怀孕,女性的身体外形会发生改变,因此,就需通过穿着打扮来修饰身体的变化,如设计裁剪良好的孕妇装、保护孕妇和胎儿的腹带等。这些服装或用品的专用性非常强,当怀孕结束后就不会再使用,所以在购买时,价格因素占有重要的地位,但是更重要的是这些物品使用的舒适性。在考虑购买这些日常用品时,应慎重,多加咨询和选择。在计划孕期费用时,应适当考虑这方面的开支。

在孕产期,必做的一些常规检查,保证胎儿和孕妇的安全,同时为生产做必要的准备,例行的产前检查是不能少的。怀孕期间,有可能会出现许多意想不到的事情,如前置胎盘、早产等。在计划时,应将这些可能出现的意外考虑在内,做适当的心理和费用准备,以免在事到临头时慌乱不堪。

为了保证母子的安全,孕妇应在医院分娩,因此应考虑到分娩时的费用、住院费用及新生儿出生后的费用。

在计划孕期和生产时的费用时应适当地准备宽绰一些,以备临时急用。

提示:

儿童专家吴光驰粗略算了一下,从怀孕到宝宝出生后 1 岁至少要比现在多支出上万元,也就是说平均每月至少增加 800～1000 元的支出。这是 2006—2007 年的粗算,以后随着经济的发展,生活水平的提高,支出会更多,不妨从现在起就量入为出,厉行节约为将来做好财物准备。

七、疾病的预防与用药禁忌

（一）身体检查与防疫

1. 准妈妈孕前常规检查

在决定生育孩子时，为了准妈妈和宝宝的健康，一定要进行孕前检查，一般要在计划怀孕的前 3 个月进行。通过孕前检查调整夫妇在最佳状态下怀孕，符合优生学宗旨，同时还可以减少孕期并发症。孕前检查其实比婚前检查更有针对性。

检查项目	内　容	目　　的
生殖系统	白带常规　子宫	筛查各种阴道炎症和性病，子宫位置异常和炎症
肝功能	小肝功:乙肝全套 大肝功:另加血糖、胆汁酸等	可诊断有无肝脏疾病、患病的程度及评估临床治疗效果和预后，如果准妈妈患有病毒性肝炎，又没有及时发现，怀孕后会造成早产，甚至新生儿死亡，了解是否在孕前携带乙肝病毒
尿常规	尿检	诊断肾脏疾病，避免影响怀孕
口腔检查	洁牙　拔牙	避免孕期牙病治疗对胎儿产生不良影响，孕前去除牙菌斑、牙龈炎症、龋齿等
妇科内分泌检查	包括雌激素等 6 个项目	诊断各种可能导致不孕的激素原因

检查项目	内　容	目　的
血常规	血红蛋白、血型、凝血情况	了解血红蛋白的高低,如贫血,先治疗后怀孕,了解凝血的情况,如有异常可先治疗。了解自己的血型,万一生产时大出血,可及时输血
大便常规	虫卵、隐血试验、检查粪便中有无红细胞	避免消化系统疾病,排除肠炎、痔疮、息肉等病变和寄生虫感染
胸部透视	胸部透视	有助于检查结核病等肺部疾病
血压	测出具体数值	确定高血压,怀孕会使血压更高
体重	测出具体数值	发现肥胖及营养不良
微量元素,如钙、锌、铁等		微量元素缺乏直接影响胎儿的发育和健康

 提示:

不可忘记乳房的检查。从宝宝出生到至少6个月,母乳都是宝宝的最佳营养源,妈妈母乳不足或因乳房疾病不能为宝宝提供哺乳,会让母子都很痛苦。所以有怀孕打算的时候,一定不要忽略了乳房检查。

乳房主要是由乳腺和脂肪组织构成。乳房的脂肪和结缔组织造就了女性丰满的胸部;而乳腺中的葡萄状乳腺小叶则是乳汁的加工厂,每个乳腺小叶顶端聚集着腺泡,分娩后腺泡产生乳汁并由乳头分泌出来。开始哺乳后,乳腺进一步发育,乳房内几乎全被乳腺占满。

女性的一生中乳房出现一些或大或小的肿块是难免的,这些肿块大多数情况下是良性的,而且可以自行消退。

警惕两种良性肿块——一个是乳房纤维囊肿,发炎的纤维囊内充满液体,外表光滑,触之疼痛,把液体抽出后,炎症就会消退。另一个是乳房纤维瘤,这种肿块韧如橡胶,可在局部麻醉的情况下,切除肿块,避免其转为恶性。

2. 准妈妈在孕前应进行特殊检查

检查项目	内　容	目　的
染色体检测	细胞检测	有助于及早发现特纳综合征等遗传疾病
性病检测	梅毒、艾滋病、淋病、尖锐湿疣	检测是否异常，如检测结果异常要及时治疗，暂时不能怀孕
ABO 溶血检查	血型和抗 A 抗 B 抗体滴度的检测	避免发生新生儿溶血症
糖尿病筛查	空腹血糖、葡萄糖耐量试验	是否有糖尿病，原来有糖尿病的女性请医生检查评估后决定是否能怀孕，如果怀孕要严密监测及治疗
TORCH 筛查	弓形虫、风疹病毒、巨细胞病毒、单纯疱疹病毒	避免妊娠期感染病毒而引起流产或胎儿畸形。如孕前发现阴道有疱疹，治愈后再怀孕

3. 准爸爸也要进行孕前检查

为了孕育一个健康的宝宝，丈夫也要进行孕前检查。孕前检查除了要排除有遗传病家族史外，还要排除传染病，特别是梅毒、艾滋病等，虽然这些病的病毒对精子的影响现在还不明确，但是这些病毒可能通过爸爸传给妈妈，再传给肚子里的宝宝，使宝宝出现先天性缺陷。准爸爸孕前检查项目有体格检查、血常规检查、尿常规检查、大便常规检查及肝肾功能、精液检测、泌尿生殖器官、染色体异常、性病检测等。

下面重点简介准爸爸孕前必做的几项检查。

(1)精液常规检查

①检查目的：可以了解男性的精子质量。

②检查意义：精液质量直接影响受精卵的质量，精液检查是生殖健康检查中的重要一项。精子质量不好或数量不足，受精卵异常的概率就大。准爸爸孕前检查最重要的就是精液检查。3～5 天不同房是进行精液检查的最佳时机，通过检查，准爸爸可以获知自己精子的状况。如果精子的活力不够，就应从营养上进行补充。

(2)生殖系统、性病检查

①检查目的：排除生殖器官疾病(如前列腺炎)和生殖系统、性病的感染。

及时发现无症状性病患者,给予及时治疗,防止对胎儿造成伤害。

②检查意义:泌尿生殖系统是否健康对孕育宝宝有重要的影响,如在检查中发现有前列腺炎等影响性功能和生育能力的疾病,要及时治疗。此外,还要检查是否有传染病,如梅毒等。这些病毒很可能通过准爸爸传染给妻子腹中的胎儿,使其出现先天性缺陷。

(3)肝功能检查

①检查目的:备孕男性如患有乙肝或携带乙肝病毒,就容易传染给妻子,进而通过母体传染给胎儿,故应提前筛查。

②检查意义:为了保险起见,做一个全面的肝功能检查和乙肝病毒检查,这是准爸爸的职责所在。

(4)染色体异常

①检查目的:排除遗传病家族史,如自己的直系、旁系亲属中,有没有人出现过习惯性流产的现象,或是生过畸形儿。

②检查意义:根据结果可判断染色体出现异位,以减少生出畸形儿或遗传病儿的可能性。必要时备孕男性最好跟妻子一起进行染色体异常检测,排除遗传病。

提示:

准爸爸在孕前密切关注体温,原因是体温将直接影响精子的健康,睾丸产生精子需要比正常体温低1~1.5℃的环境(35.5~36℃),体温高精子就会死亡。阴囊是睾丸的"温度调节器",当局部环境温度比体温低1~1.5℃时,它才能顺利产生精子,而高温可导致精子数量减少,精子畸形,成活率低。

4. 夫妻孕前要重视遗传病的检查

遗传性疾病就是由父母直接传递给子女的疾病,具有遗传性和终身性特点。孕前进行遗传病检查可以有效防止将来的宝宝患上遗传性疾病。

检测方法如下。

(1)细胞遗传学检查。主要包括常染色体检查和性染色质检查。常染色体检查又称核型分析,是确诊染色体病的主要方法。性染色质检查可以帮助分析对性别有选择性疾病的遗传可能性。

（2）生化检查。对酶、蛋白质和其代谢产物的分析，是诊断单基因病的首选方法。

（3）DNA基因检查。这种诊断方法准确度高，但较为复杂且花费较高。

 提示：

孕前体检前注意事项：①体检前一晚睡眠要充足，第二天早晨去医院体检的时候不能喝水。②体检前不能服用任何药物或保健品。③体检前1天不能进行剧烈的运动，饮食要清淡，要注意休息。④女性在体检前要特别注意，最好不要化妆。如果患有贫血，再涂上口红的话，医生就很容易漏诊。⑤妇科检查或腔内妇科B超检查仅限于已婚或有性生活者。⑥月经期间不能做取尿或宫颈涂片检查，这些检查应该放在经期结束后。⑦体检前2天需禁止性生活，以保证检查结果准确。

5. 准妈妈受孕前6～8个月要进行风疹疫苗接种

风疹病毒是一种通过鼻咽分泌物传播的病毒，如果准妈妈在孕前、孕初期感染风疹病毒对胎儿的危害会很大，可导致流产、死胎或胎儿畸形。如果在妊娠初期感染上风疹病毒，医生会建议你做人工流产。

目前对于风疹病毒尚无有效的治疗药物，主要是以改善症状、减轻痛苦为主。接种风疹病毒疫苗可以起到很好的预防作用，对孕前妇女意义重大。建议至少在孕前6个月接种风疹病毒疫苗，以便身体有足够的时间来消除疫苗病毒的危害性和产生相应抗体。

注意风疹疫苗切不可在怀孕之后进行接种，必须在孕前注射。风疹疫苗抗病毒的有效率可达到约98%，而且一次接种可以终身免疫。

6. 孕前9个月注射乙肝疫苗

我国是乙肝高发地区，母婴垂直传播是乙型肝炎重要传播途径之一。

如果准妈妈感染了乙肝病毒，可能导致胎儿畸形，而且乙肝病毒可通过胎盘屏障直接感染胎儿，使胎儿一出生就成为乙肝病毒携带者。为防止乙肝病毒感染,孕妇要孕前注射乙肝疫苗。乙肝疫苗是按照 0、1、6 的程序注射的,即从注射第一针之月起计算,满 1 个月时注射第二针,满 6 个月注射第三针,最好在孕前 9～16 个月开始进行注射。乙肝疫苗免疫率可达 95％,免疫有效期在 7 年以上,如果有必要,可在注射疫苗五六年后加强注射 1 次。

提示：

以上两种疫苗,在注射之前都要进行检查,确认被注射人没有感染风疹和乙肝病毒。

7. 根据需求孕前可选择注射的疫苗

水痘疫苗、流感疫苗、甲肝疫苗,可根据自己的需求,向医生咨询,做出选择,进行孕前注射。

(1)水痘疫苗:水痘-带状疱疹病毒引起胚胎感染,则会产生严重后果,导致多种出生缺陷,比如瘫痪、肌肉萎缩、多指(趾)、大脑萎缩、小脑发育不全、畸形足、先天性白内障、反复抽搐等,而且病死率相当高。同时,可能导致孕妇患严重肺炎甚至致命。目前尚无应对水痘-带状疱疹病毒的特效药,此病毒仍以预防感染为主。可在孕前注射水痘疫苗,孕前患过水痘的女性可放心怀孕,未患过此病的准备怀孕女性则一定要在孕前 3～8 个月注射水痘疫苗。

(2)流感疫苗:流感病毒是很常见的,每年春、冬季节都是流感暴发的高发期。强烈的流感病毒可能会使胎儿致畸,或因高热和病毒的共同作用,使子宫受到刺激收缩而引起流产。

在流感病毒流行季节妇女在孕前提早接种流感疫苗可以预防感染流感病毒,疫苗应该在孕前至少 3 个月注射,过晚不利于身体产生抗体,疫苗病毒也可能因时间太短而消退不净,对胎儿产生不利影响。一般注射疫苗后免疫 1 年左右。

北方地区每年 10 月底或 11 月初注射,南方地区在每年 11 月底或 12 月初注射。应在注射流感疫苗 3 个月后再怀孕。

(3)甲肝疫苗:甲肝病毒可以通过水源、饮食传播。妊娠期因内分泌的改变和营养需求量的增加,肝脏负担加重,抵抗病毒的能力减弱,极易感染甲肝病毒。甲肝不会传染给胎儿，但会对孕妇造成严重危害，若孕期演变成重症肝炎，不但危及孕妇生命，也会造成胎儿的非正常死亡。因此专家建议高危人群（经常出差或经常在外面吃饭女性）应该在孕前至少3个月注射甲肝疫苗（最好在孕前6～8个月注射），这样既可以防病、抗病，同时还保证身体有足够的时间消除病毒，产生抗体，注射甲肝疫苗可以至少保持20年免疫期。

8. 孕前不可随意用药

孕前准妈妈因病或其他原因服药时，也要特别注意。因为一些药在体内停留和发生作用的时间比较长，有时会对胎儿产生影响。还有一些妇女怀孕之后身体没有明显变化，也不出现妊娠反应，自认为没有怀孕，于是完全不考虑服的药品是否会对胎儿产生什么影响，结果无意之中伤害了非常脆弱的胎儿，留下了终身遗憾。为了防止上述情况的出现，在计划怀孕前3个月就应当慎重地用药，以免影响卵子的质量。

由于药物而导致胎儿畸形，有相当一部分是在还未发现妊娠的时期，所以，在准备怀孕前的一段时间内，用药时就要格外谨慎。用药前要了解某些药物在体内停留的时间及是否会对数月后的怀孕、胎儿的形成及发育带来影响，最好能够认真地请教医生或有关专家。

9. 丈夫用药不慎也会影响受孕及胎儿

孕前3个月夫妻都要慎用药物，包括不要使用含雌激素的护肤品。通常人们对女性使用药物还挺慎重，而对男性用药却不太在意，尤其是在怀孕前。要知道有不少药物对于男性的精子也有很大的损害。正常情况下，睾丸组织与流经睾丸的血液之间有一个血-生精小管屏障，很多药物能通过血-生精小管屏障影响精卵结合，如吗啡、氯丙嗪、红霉素、利福平、解热镇痛药、环丙沙星、酮康唑等，都会影响卵子的受精能力。像男性不育症、妇女习惯性流产其中部分原因就是精子受损所致。除此以外，睾丸中含有药物的精液，也可通过性生活排入阴道，经阴道黏膜吸收后，进入女性血液循环影响受精卵，使低体重儿及畸形儿发生率增高。

10. 受孕前忌服的药物

（1）夫妻忌服催眠药：育龄青年夫妻，由于操劳工作压力等原因，常常出现失眠、乏力、头晕、目眩等症状。为此,经常采用服用催眠药的方法来入眠,但这种做法对受孕是十分有害的。

安眠药对男、女双方的生理功能和生殖功能均有损害。如地西泮(安定)、氯氮䓬(利眠宁)、丙米嗪等,都可作用于间脑,影响垂体促性腺激素的分泌。男性服用催眠药可使睾酮生成减少,导致阳痿、遗精及性欲减退等,从而影响生育能力。女性服用催眠药则可影响下丘脑功能,引起性激素浓度的改变,表现为月经紊乱或闭经,并引起生殖功能障碍,从而影响受孕能力,造成暂时性不孕。

为了不影响双方的生育能力,准备怀孕的夫妇千万不要服用催眠药。一旦出现失眠现象,最好采取适当休息、加强锻炼、增加营养、调节生活规律等方法来解决,从根本上增强体质,不可靠服用催眠药来改善症状。

一般来说,女性在停用催眠药 20 天后怀孕就不会影响下一代,20 天是个最低限度。

(2)忌服激素类药:激素类药品在治疗哮喘、慢性肾炎、皮炎等疾病方面有不可替代的疗效,同时它也会对全身器官组织产生不良刺激。而且某些激素类药物会直接影响精子或卵子的质量,导致胎儿先天性缺陷,有些雌性激素药物会增加后代患上生殖器官肿瘤的危险,有的甚至会导致性别变化。

(3)禁用抗高血压药:由于不少抗高血压药物都是肾上腺素类阻滞药,可作用于交感神经系统而干扰射精,并引起勃起障碍,如甲基多巴、利血平可引起阳痿,但较少引起射精困难。噻嗪类利尿药亦可引起阳痿。长期服用普萘洛尔(心得安)可使患者失去性欲。此外,上述药物可导致女性闭经、溢乳、性兴奋降低或性欲高潮丧失,应在孕前 3 个月停止用药。

(4)孕前 3 个月忌用胃肠解痉药:胃肠解痉药可引起阳痿、早泄、逆行射精、性欲冷淡、月经不调、性快感降低,如阿托品、莨菪碱、溴丙胺太林(普鲁本辛)等。

(5)慎服和禁用抗生素

①慎用类抗生素:此类抗生素(如喹诺酮类抗生素)对胎儿可能有影响,应尽量在怀孕 3 个月以后再使用,而且必须是短疗程、小剂量的。

②禁用类抗生素:此类抗生素对胎儿损害严重,应该远离。如氯霉素,可造成胎儿肝内酶系统不健全,引起再生障碍性贫血;磺胺类药,孕晚期使用易引起胎儿黄疸。尽量在怀孕前 6 个月至怀孕后 3 个月这段时间内停用可能对怀孕造成不良影响的药物。

（6）忌服导致胎儿畸形的药物

①过度服用维生素 A 和维生素 D 会导致胎儿畸形。新陈代谢后留存在体内的维生素还有可能导致胎儿患小脑症。

②精神神经安定药。地西泮、苯巴比妥、丙米嗪等药物会导致胎儿畸形。

③感冒药。部分感冒药中含有的成分（如咖啡因）会导致子宫收缩，造成胎儿畸形。

④肾上腺皮质激素。长期使用类固醇制剂会导致胎儿畸形。

⑤怀孕 6 个月前忌服避孕药。避孕药的某些成分会导致胎儿发生畸形，如生殖系统畸形、兔唇、腭裂等，至少在怀孕前 6 个月停止服用避孕药。

（7）孕前妇女禁用减肥药：减肥药对女性怀孕的影响虽然还未得到科学验证，但有专家解释，脂肪与女性生育能力有很大关系，因为女性身体的脂肪会把雄激素转化为雌激素，同时提供分娩所需的能量。从此点来看，备孕女性应禁止服用减肥药物。

（二）遗传病的预防

1. 什么是遗传

什么叫遗传？俗话说："种瓜得瓜，种豆得豆"及"龙生龙，凤生凤，老鼠生仔会打洞"。这些就很形象地说明了物种的繁衍，这种将亲代的形态结构、生理功能和外貌特征传给后代的现象，就叫遗传。

就人类来说，某家的孩子嘴巴像爸爸，眼睛像妈妈，这正是孩子接受了父母双方遗传特征的缘故。也有的孙子像爷爷或奶奶，外孙像外公或外婆的现象，这是儿孙辈通过双亲，接受了祖辈遗传特征的表现，人们习惯说成是隔代遗传。

遗传不仅仅是外貌形象结构的相似，它还包括内在的智力、性格及疾病等方面的遗传。这是因为，人的繁衍是由父母的生殖细胞，即精子和卵子结合、发育分化而成。不管在身体哪个部位的细胞里，人体染色体的数目都是 46 条（23 对）。唯独在生殖细胞——卵子和精子里却只有 23 条。精子和卵子中各含 23 条染色体，当精子与卵子结合成新的生命时受精卵就有 23 对染色体，一半来自精子，一半来自卵子，它们分别携带着父母双方的遗传物质，形成了新的个体，一代代相传，这新组成的 23 对染色体，既携带着父亲的遗传信息，又携带着母亲的遗传信息。所有这些，共同控制着胎儿的特征。等到胎儿长大成人，生成精子或卵子时,染色体仍然要对半减少。再 23 条加 23 条,变成 23 对。如此循环往复,来自双亲的各种特征才得以一代又一代的传递,使人类代代复制着与自己相似的后代,这就是遗传的简单过程,也是我们认识遗传的最基本、最简单的方式。

2. 染色体和基因是遗传的决定性物质

人体是各种器官组成的统一的相互协调的整体,细胞是生命的基本单位,组成人体的细胞约有 100 万亿个。每个细胞的基本结构都包括细胞膜、细胞质和细胞核。分散在细胞核内染色较深的物质就是染色体,它是细胞核内的遗传物质。人体细胞内有 46 条(23 对)染色体,其中 44 条男女都一样,称为常染色体,另两条不一样的称为性染色体,决定人的性别。男性的性染色体为 XY,女性的性染色体为 XX。在生殖细胞精子和卵子内只有 23 条染色体,当精子与卵子结合成一个新生命——受精卵时,又合成了 46 条染色体。因此,子女的 46 条染色体中,23 条来自父亲,23 条来自母亲。来自父母双方的特性共同控制着胎儿的特征。

基因是染色体携带的遗传的基本单位,是储藏遗传信息的地方,其化学成分是脱氧核糖核酸。它是决定人类特性的物质,能把遗传信息遗传给后代。

基因的 3 个特性如下。

(1)稳定性,能忠实地复制自己,使生物保持自己种族的特性。

(2)能控制细胞的新陈代谢。

(3)具有突变的特性,从而使生命不断进化和发展。

染色体和基因是遗传的决定性物质,在遗传中起着十分重要的作用。人类染色体和基因的研究推动了医学遗传学的发展,并为一些已知遗传性疾病的诊断和治疗提供了新的依据。通过对染色体的研究,许多新的遗传性疾病被发现。同时,通过对羊水细胞染色体的分析,不仅能预测胎儿的性别,还能及早发现染色体异常的胎儿,防止异常胎儿的出生,保障胎儿的健康成长。

染色体、基因决定遗传,也给人类了解遗传创造了条件,可通过胎儿预测遗传,以利于及早发现不利胎儿健康发育的异常现象,采取措施,防止异常胎儿出生。

3. 遗传与环境

人类的体质、生理、智能许许多多的方面都离不开遗传因素,由父母的遗传而来,但也不能忽视后天环境因素所起的作用,这也是人们在防止遗传病发生时应非常关注的。

我们在日常生活中,常可以见到一种现象,在一个家族中,父母的身高很高,但他们的子女身高并不高;夫妻身高都较矮,但其子女身高并不都矮,反而有的却很高;如果夫妇两个一个矮,他们的后代的身高多参差不齐,高个矮个都有。其他也一样,如糖尿病、高血压都是遗传性疾病,但子女并不一定都是糖尿病、高血压患者;还有聪明与否,也不可能都与父母相同等。

为什么会表现以上情况呢? 因为遗传的表现与环境条件有密切关系,比如人的身高是受多种因素控制的,如环境因素、营养因素、生活习惯、运动状况、工作性质等多方面因素都会影响到身高的发育。像日本人,在过去他们的身高比较矮,但近年观察,日本青年人的身高已大大超过他们的双亲,这也说明了遗传和环境相互作用的关系。

当然,环境对遗传的影响也不是平分秋色的,某些遗传性是稳定的,如血型、指纹等是不可改变的,又如精神分裂症、哮喘,环境因素作用占20%,遗传效应占80%,也有的两者所占比重相差不多。

总之,我们希望尽量利用外环境来补救遗传缺陷,防止环境因素引起遗传突变,造成身心缺陷。我们控制不良的遗传要从控制先天遗传率和改善后天环境两个方面入手,这就给提高下一代人口素质,提供了可能。

4. 遗传与智力

有人认为,孩子的聪明与呆笨都是先天造就的,是由父母遗传下来的,是不可改变的。这种结论未免太绝对了。婴儿的健康与父母的健康关系密切,但并非智商系数高的夫妇所生的孩子就一定聪明过人。因为造就一个天赋很高的孩子,倘若不从胎儿期、新生儿期、幼儿期就进行教育,那么会使本身的优越条件丧失无遗。不能夸大遗传的作用而忽视后天环境的影响,但也不能强调后天教育作用的重要而否认先天遗传的作用,只有两者兼顾才是智力正常发育的基础。

有许多遗传病对儿童智力发育有着明显的影响,必须予以足够的重视。如唐氏综合征(又名先天愚型、伸舌样痴呆),由于第21对常染色体比平常多了一条,属于先天性大脑发育不全症最常见的一种,占全部智力低下患者的10%～

20％。这些患者有特殊的面容,眼裂较小,两眼距离宽,塌鼻梁,流涎水,常伸出舌头呆笑。这类患者常伴有其他先天畸形,其中以先天性心脏病最为多见,对疾病的抵抗力也很弱,易感染疾病而早期死亡。患者存活期不一样,轻度的病人可以活到成人期,但智力低下,男性和女性患者均无生育能力。还有苯丙酮尿症,是人体内缺乏苯丙氨酸羟化酶使苯丙氨酸及其他中间代谢产物(如苯丙酮酸等)在体内堆积过多,以致损害中枢神经系统而造成严重的幼儿智力低下。婴儿期主要表现为呕吐、湿疹、烦躁不安和尿中有鼠尿味,如果在此症状发生后1个月即开始治疗,智力发育可接近正常;如果在2－3岁以后才治疗,已经发生的脑损害就难以恢复,智力也受到严重的影响。

另外,还有呆小症、小头畸形和巨脑症等几种智力低下的类型。

造成智力低下的另一个原因是孕妇在怀孕期间患有风疹、水痘等病毒性疾病,妊娠期受过量放射线照射,有妊娠毒血症及其他全身性的疾病等,都可能影响到胎儿的正常发育,这些因素一方面直接造成胎儿大脑发育障碍,使大脑细胞发育不完善,另一方面也影响骨髓、内分泌等系统的发育,反过来又影响大脑发育。

此外,吸烟、酗酒的妇女所生的孩子智力多数迟钝,年龄过大的产妇所生的唐氏综合征孩子占患此病人数的42％。

最后是后天性因素,即分娩时的产伤,影响新生儿早期的智力发育。

因此,要培养一个聪明的孩子,就必须从保证没有先天遗传病入手,把好结婚、怀孕、生育时的每个环节,为后天的教育打好基础。即使孩子的父母智商数不高,也能孕育、生养一个聪明、健康、超过父辈智力的孩子。

5. 父母会将哪些东西遗传给孩子

一般人们只注意相貌的遗传,说哪些地方像妈妈或像爸爸,其实遗传并不那么简单,除了相貌的遗传外,父母还有很多东西遗传给孩子。

首先要了解,孩子最初只是由父亲的一个精子和母亲的一个卵子组成受精卵,经过许多次分化,才逐渐发育成为相似于父母的胎儿。这是由于父母的遗传基因工程传递给了受精卵的结果。因此,孩子的身体高矮、形体的胖瘦、肤色的深浅、眼睛的大小、鼻子的高低、耳朵与牙齿的形态、毛发的浓密程度、智力的好坏、寿命的长短以及血压、血型、红细胞数量、一些疾病和抵抗能力等,都与父母的遗传有关。当然遗传是一个方面，不过后天环境还会影响遗传的某些特点。比如身高、寿命、体型、智力在出生后不同的条件下，仍会有所改变。吃得好，又注意运动，身体就可能长得比父母高；学习努力，知识丰富就会比父母更聪明些；反之，环境恶劣，也许比父母更差。所以，遗传只是一个方面，后天的环境和条件也不可忽视，也就是说父母的遗传性状又受环境的影响。

疾病的遗传是我们应该特别注意的问题，如能及时发现父母遗传病的遗传倾向，就可以减少或降低子代遗传病的发生。

亲代与子代亦即父母与子女之间血型是有规律性遗传的。但同样只能说是遗传趋势，也就是说父母血型决定了孩子可能是什么血型、不可能是什么血型。

父母血型与子女血型的关系如下。

父亲血型	母亲血型	子女可能的血型	子女不可能的血型
A	A	A、O	B、AB
A	O	A、O	B、AB
A	B	A、B、AB、O	
A	AB	A、B、AB	O
B	B	B、O	A、AB
B	AB	A、B、AB	O
B	O	B、O	A、AB
O	O	O	A、B、AB
AB	O	A、B	AB、O
AB	AB	A、B、AB	O

6. 什么是遗传性疾病

遗传性疾病是指由于遗传物质改变（如基因的突变或染色体畸变）而导致的疾病。人类已发现约 4000 种遗传病，而且每年新发现的遗传病约 100 种以上，是严重危害人类健康的因素，而且不同程度地代代相传。

我们已熟悉的人类遗传的奥秘在于细胞核中的基因。基因掌握着遗传的"大权"，它们可以从结构、形态、数量上发生改变，也就是如果来自父母的许多信息,通过基因由染色体携带传给下一代。在人的 23 对染色体上约有 5 万对基因,经常由于某种原因出现几个异己分子,也是很自然的。可以这么认为,我们每个人都有可能不同程度地携带有几个有缺陷的异常基因。换而言之,我们几乎人人都可能是一种或几种的遗传病基因携带者,并不表现出异常症状,只是因为在受孕时父母其中一方的某个基因有异常,又被另一方正常情况取而代之,也就是被正常的基因所掩盖。

例如,父亲的某个基因是异常的,而母亲与之相对应的基因则是正常的,这样结合后所生的孩子绝大多数是表现正常的。尽管在这些孩子体内潜伏着有缺陷的基因,但却没发生遗传病。如果他们的父母同时存在相同基因的缺陷,便再也无法被掩盖,难以避免遗传疾病的厄运,那么所生下的孩子常表现异常。

另外,由多基因及环境因子的相互作用引起的疾病,如唇裂、腭裂、脊柱裂等,其子女不患病的概率较高。还有一些遗传病仅由父母一方的缺陷基因所决定,在后代身上就可以显示患病。这种遗传方式为显性遗传病,如镰状细胞贫血是一种直接危及生命的血液病,子女发病率约为 25%。此外,遗传病也可能由影响胎儿的染色体的数目、结构或排列异常引起,是不胜枚举的。

7. 遗传病的特点

(1)遗传性:患者携带的致病基因将会通过后代的繁衍而继续遗传下去,给人口素质带来不可低估的危害。

(2)家族性:在一个家族中有一个人患有血友病,就会在这个家族中,屡见此病患者,并通过携带致病基因传给子代。

(3)先天性:遗传病可以出生时就表现出来,如唐氏综合征、多指、并指等。但也有一些遗传病,患儿出生时并不出现症状,而是生长发育到某个阶段才表现出来,如遗传性小脑共济失调,一般到 35 岁左右才发病。无论出生后何时发病,病的根源是精卵结合后的瞬间就已种下,所以说遗传病共有先天的特点。往往在孩子出生前就带有先天性畸形或遗传性疾病,或者若干年后出现临床症状。

(4)终身性:大多数遗传病是属终身性的,也就是很难治疗的,目前只有少数病种可以治疗,缓解症状,对症处理,但不能根除致病因素,如原发性青光眼,这是终身遗传病,给患者带来了终身的痛苦。

(5)发病率高:遗传病患者的后代,很有可能重蹈覆辙,尤其是近亲结婚,其后代遗传病发病率很高。

8. 遗传病的分类

按照遗传方式和与遗传物质的关系,遗传病的分类如下。

(1)单基因遗传病:包括显性遗传病、隐性遗传病、伴性遗传病。

(2)多基因遗传病:是指病因涉及许多个基因位点和多种环境因素的遗传病。

(3)染色体异常遗传病:染色体数目异常、染色体结构异常。

以往,很多人认为遗传性疾病是无法治疗的。随着医学遗传学的发展,目前不仅弄清了一些遗传病的发病机制,而且也找出了治疗和预防一些遗传病的方法,如产前诊断、饮食疗法、酶的治疗、基因治疗等。

9. 遗传性疾病的预防

遗传性疾病除了带来家庭不幸及病人终身痛苦外,还可以将疾病传给后代,因此预防就成为重要环节。所谓遗传病的预防,就是防止患有严重遗传病的婴儿出生,以提高我国国民人口素质。

(1)实行优生保护法:对凡是一定能导致或有很大可能导致其后代发生先天性疾病者,均应避免生育。这些疾病包括:唐氏综合征、白痴、遗传性精神病,显著的遗传性躯体疾病,如舞蹈病、肌紧张病和白化病等。

(2)避免近亲结婚:亲上加亲会增加一些遗传病的发生率,这在医学统计学上已得到证实。如肝豆状核变性病人,非近亲婚配后代中的发病率为1/400万,而在表兄妹结婚后代中的发病率为1/64。又如近亲婚配所生子女智力差的比非近亲结婚的高3.8倍。所以,我国婚姻法已禁止近亲结婚。

(3)避免高龄生育:高龄生育对下一代不利,生育年龄不宜超过35岁。

(4)遗传咨询:有以下情况者孕前或妊娠后应及早进行咨询:女35岁以上,男45岁以上;有遗传病家族史;夫妇一方有遗传病或是染色体畸变的携带者;有生育畸形儿史;有多次流产或胎死宫内史;有接触致畸物质史,如接触放射线、放射性核素等;早孕期有病毒感染史,如感染风疹、流感病毒等。

(5)产前诊断:经过遗传咨询后,对一些有指征的孕妇做胎儿产前诊断,以了解有无先天性或遗传性疾病。常用的方法是羊膜腔穿刺抽羊水检查,还可用B型超声扫描和做胎儿检查等。

(6)及时终止妊娠:在产前诊断中发现孕妇或胎儿患有严重疾病时应终止妊娠,防止有严重疾病的胎儿出生。

10. 哪些父母有出生遗传病后代的风险

据遗传学家统计,下列父母有出生严重遗传病的风险。

(1)35岁以上的高龄初产妇:资料表明,染色体偶然错误的概率在接近生殖年龄后期明显增高,因为自女性一出生,卵巢里就储存了她一生所有的卵子细胞,当其年龄越大时,卵子就相对老化,发生染色体错误的机会也随之增加。因此,生育染色体异常患儿的可能性也就相应增加。

(2)双亲之一为平衡易位染色体携带者:如果通过染色体检查,查出夫妇一方是平衡易位染色体携带者时,可以考虑不生育或在妊娠后进行产前遗传学诊断,以防止患病儿的出生。

(3)有习惯性流产史的夫妇:据统计资料表明,有习惯性流产史的孕妇体内染色体异常的概率比一般人高出几倍。如果妇女有连续自然流产史,其丈夫往往也有相似的遗传性缺陷。这样胎儿就从亲代那里继承了缺陷基因,而患遗传病的可能性是正常胎儿的2倍。据此,医学家们认为,母体内的生物化学敏感性也许可以辨别出胎儿的遗传缺陷,因而这种神奇的自然法则力量,可以自然流掉不合格的胎儿。所以有习惯性流产史的夫妇,再次妊娠前应先做双方详细的体格检查及遗传咨询。

(4)已生育过唐氏综合征患儿的母亲:其第二个孩子为唐氏综合征患儿的概率为2%~3%。已生过一个常染色体隐性代谢病患儿(如白化病、先天性聋哑、侏儒等)的孕妇,下一胎的风险率可能为25%。

(5)母亲为严重的性连锁疾病(如血友病)患者:儿子全部为该病的患者,女儿则成为该致病基因的携带者。

(6)经常接触放射线或化学药剂的工作人员。

11. 禁忌近亲结婚是遏制遗传病的一环

近亲结婚会使遗传病增多。我国婚姻法明确规定,直系血亲和三代以内的旁系血亲禁止结婚。对于近亲结婚用法律手段加以限制，这完全是为了夫妻生一个健康聪明的孩子，是为了提高我国人口的素质。近亲结婚带来的危害相当大，主要是增加了下一代遗传疾病发生的机会，近亲结婚所生的孩子出现畸形、痴呆的可能性更大，新生儿死亡率高，给家庭和社会带来负担。

近亲婚配是不科学的。这是因为，有许多人可能携带某些遗传的基因，而不表现出来，成为"隐性遗传携带者"。如果他们与有相同血缘的、带有同一遗传基因的近亲结合，那么他们的子代就会将父母隐性遗传病外显出来，临床表现为疾病。所以，遗传病的机会就增加了。如果是不同血缘的人结合，携带同一遗传病基因的机会很小，那么他们的后代得遗传病的机会就减少了。

近亲婚配可以使隐性致病基因相遇的机会明显增加，隐性遗传病的发病率也随之增加。这是因为，父母与子女间有一半的遗传基因相同，表兄妹、堂兄妹之间则有 1/16 的遗传基因相同。据调查，我国某山区患痴呆症儿童的父母近亲结婚率为 37.5％，近亲结婚所生子女患病率为 41.6％。国外有资料表明，近亲结婚新生儿死亡率为非近亲结婚新生儿死亡率的 3 倍以上。据统计表明，近亲婚配的子女遗传病发病率比一般婚配的高 150 倍，死亡率也高出 3 倍多，还有近亲结婚的子女智力大多数均低于非近亲结婚的子女。

比如，有一种先天性隐性遗传病叫肝豆状核变性，在非近亲婚配的后代中，患病的机会仅是 1/400 万；而表兄妹结婚后的后代中，患病机会则可高达 1/64。也有报道，近亲结婚所生子女智力低下的，比非近亲结婚的要高 3.8 倍。可见，近亲结婚对社会和个人家庭都有很大的危害。不难看出，近亲结婚是遗传病蔓延的"良好土壤"，是培养缺陷儿、低能儿的"温床"，必须禁止。

我国自从将禁止近亲结婚写入《婚姻法》以后，近亲结婚者大为减少。但是，仍有个别不懂法的人，不了解近亲结婚危害的人及偏僻落后地区仍有近亲结婚陈旧习俗，认为这是"亲上加亲，不断亲缘"，还深受近亲结婚之害。根据我国民俗，堂兄妹之间通婚常常被认为是犯忌的乱伦行为，而表兄妹之间通婚则是被认为名正言顺的"亲上加亲"。其实，这两者之间并没有什么区别，同属于近亲结婚，同样危及子孙，只是父亲、母亲之别，没根本的不同。

近亲是指直系血亲，父母与子女，祖父母与孙子女，外祖父母与外孙子女；还有三代以内的旁系血亲，是有共同祖先的亲属，如兄弟姐妹、表兄弟姐妹、堂兄弟姐妹及叔伯、姑姨、舅父等。这些关系中的人都属于近亲。

有的人存有侥幸心理,隐瞒近亲成婚,就更应该注意在怀孕之前进行遗传咨询。孩子出生后应定期去医院检查。如果第一个孩子患有遗传性疾病,是不是生第二胎应去医院进行遗传咨询。如果抱有侥幸的心理,冒风险再生第二胎,其遗传性疾病发生率远远比一般人要高。

避免近亲结婚,可以有效地控制遗传性疾病的发生率,对提高我国人口质量和减少家庭负担及痛苦大有益处。我国婚姻法对此有明确规定。青年男女要人人懂法守法,为了自己家庭的幸福美满,要坚决禁止近亲结婚。三代以内旁系血亲关系见下图。

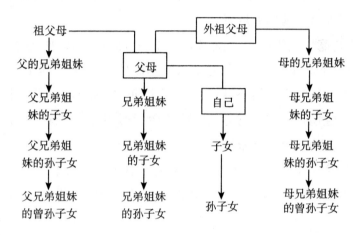

三代以内旁系血亲

12. 有哪些遗传病患者不宜生育

按照优生学原则,患有下列遗传病的患者,不宜生育。

(1)常染色体显性遗传病:如骨骼发育不全、成骨不全、马方综合征、视网膜母细胞瘤、多发性家族性结肠息肉、黑色素斑、胃肠息肉瘤综合征、先天性肌强直、进行性肌营养不良等,这类遗传病的显性致病基因在常染色体上,患者的家族中,每一代都可以出现相同病患者。且发病与性别无关,男女都可发病。患者与正常人婚配,所生子女的发病危险为50%,故不宜生育。

(2)X连锁显性遗传病:由于患者的显性致病基因在X染色体上,患者中女性多于男性。女性患者的后代,不论儿子还是女儿,均有50%的发病危险成为相同病患者,故不宜生育。而男性患者的后代,女儿百分之百患病,儿子正常,因而可生育男孩子,限制女胎。

(3)多基因遗传病:精神分裂症、躁狂抑郁性精神病、重症先天性心脏病和原发性癫痫等基因遗传病发病机制复杂,遗传度较高,危害严重,患者不论男女,后代的发病危险大大超过 10%,均不宜生育。

(4)染色体病:唐氏综合征、杜氏综合征等染色体病患者,所生子女发病危险率超过 50%,同源染色体易位携带者和复杂性染色体易位患者,其所生后代均为染色体病患者,故都不宜生育。

(5)常染色体隐性遗传病:夫妇双方均有相同的严重常染色体隐性遗传病,如先天性聋哑、苯丙酮尿症、白化病、半乳糖血症、肝豆状核变性等,不宜生育,因为其所生子女肯定为同病患者。

(6)X 连锁隐性遗传病:这类遗传病常见的有血友病 A、血友病 B 和进行性肌营养不良(假肥大型)等。由于隐性致病基因位于 X 染色体上,患者多为男性。男性患者与正常女性结婚,所生男孩全部正常,但女儿均为隐性致病基因携带者。若女性携带者与正常男性结婚,所生子女中,儿子有 50% 的危险成为患者,女儿全部正常,因此须限制男胎,只生女儿。

由于遗传病种类繁多、遗传方式多样,对后代的影响也不同,因此遗传病患者在考虑生育问题时,应该进行遗传咨询,在医生指导和帮助下,做出明智而理想的选择。

13. 重点需要进行遗传咨询的夫妇

对于有下述情况之一的孕前准父母,应到优生遗传咨询门诊进行咨询。

(1)确诊为遗传病及其家庭成员的患者及其携带者。

(2)连续发生不明原因疾病的家庭成员。

(3)家庭中有遗传病患者,直系或旁系家属中有过先天性畸形患儿。

(4)双亲之一染色体平衡易位携带者,以及其他遗传基因携带者。

(5)确诊为染色体畸变的父母。

(6)曾生育过畸形、智力低下患儿者。

(7)非妇科性反复流产、有习惯性流产史或不明原因的死胎史者,以及不孕的妇女及其丈夫。

(8)有致畸物质和放射物质接触史的夫妇,如放射线、核素、铅、磷、汞等毒物或化学制剂接触者。

(9)35 岁以上的高龄孕妇。

14. 遗传咨询的方式

(1)回顾遗传咨询:凡是来做遗传咨询的,几乎都因其家庭中有了 1 个或 2 个遗传病的患儿,所以称为回顾性遗传咨询,目前进行的遗传咨询工作几乎都属于这种回顾性遗传咨询。

(2)前瞻性遗传咨询:当有缺陷的基因还没有在家庭中表现出来时进行的咨询,称为前瞻性遗传咨询。近年来发展起来的群体筛查技术,使前瞻性咨询成为可能,它通过对群体筛查寻找出致病基因携带者,进而对他们进行遗传咨询,对于减少遗传病婴儿的出生、降低人群中遗传病的发生率、提高人口质量有着明显作用。

(三)常见病预防

1. 孕前 3 个月,最需防牙龈炎

牙龈炎是孕妇的常见口腔疾病,一般在孕初 3 个月最容易影响胎儿健康。因为妊娠期雌性激素增加,孕妇免疫力降低,牙菌斑菌落出现生态改变,易造成牙龈发炎。如果仅是牙龈局部少量出血,不必恐慌,妊娠期后激素恢复正常一般能好转,注意口腔卫生和多吃果蔬即可。

如果孕期的牙龈出血持续加重,出现牙龈水肿、脆软;牙齿之间的龈乳头更明显,呈紫红色凸起,轻轻一碰就会出血等症状,最好及时看牙医,避免口腔疾病影响到下一代的健康。

为了避免口腔疾病影响到下一代健康要做到如下几项。

(1)怀孕前要保持口腔卫生,做到饭后及时漱口,坚持每日两次刷牙。有的专家提出,最好午饭后也要刷牙,这对牙龈保健,防治牙病,更有意义。

(2)怀孕前到正规的口腔医院,接受一次口腔检查和适当的口腔治疗,使怀孕以后发生口腔问题的可能性降低到最小。

(3)用不含蔗糖的口香糖清洁牙齿,如木糖醇口香糖,在餐后和睡觉前咀嚼 1 片,每次咀嚼至少 5 分钟。

(4)增加营养摄入,多吃果蔬保持营养平衡。

2. 做好预防感冒工作

在感冒的多发季节做好预防工作,尤其是预防病毒性感冒。病毒性感冒是冬、春季流行的常见病。一旦染上了病毒性感冒对孕妇和胎儿影响极大。

经过大量实验发现,感染过流感病毒的孕妇,早产率为未感染孕妇的1.5倍,流产及死胎率为1.8倍。对流产的胎儿组织进行分离培养,发现死胎的许多重要器官里,都生存着大量的病毒,正是这些病毒破坏了胎儿组织的正常发育,带来致命的损害。被感染的胎儿月龄越小,出现的危害越大。此外,病毒性感冒时的高热,也会严重损害胎儿。

专家们还发现,许多孩子的先天性心脏病,与其母亲妊娠期患病毒性感冒有关。特别是在妊娠的前3个月内受到病毒感染,畸形儿的发生率更高。

为此,孕前预防感冒尤为重要。在冬、春季节要尽量避免到人多、空气污浊的地方去,尽量避开患感冒的人群。外出时,应戴口罩,回家后要先用淡盐水漱口。在室内,要注意空气流通,保持室内清洁,每日早晚用食醋在房内各熏蒸一次,每次不得少于15分钟。最好的预防方法是加强体育锻炼,多做户外活动,散步、打太极拳、做操、多晒太阳,提高机体对气候变化的适应性,还可按摩,两手伸开双掌相搓30次,并在迎香穴按摩。同时,要增加营养,以增强体质。

提示:

预防病毒性感冒孕前女性可在医生的指导下注射流感疫苗。

3. 盆腔炎的预防

妇女患盆腔炎会影响怀孕,严重时可引起不孕,所以生育期女性尤其计划怀孕的妇女,预防盆腔炎是非常重要的。

预防的具体措施如下。

(1)人工流产后3周内、分娩6周内不能做宫腔手术,也不能性交、冲洗、游泳。

(2)避免在月经期性交。

(3)积极防治性传播疾病。

（4）平时做好避孕，少做或不做人工流产。

（5）被诊为急性或亚急性盆腔炎妇女，一定要遵医嘱积极配合治疗，以免转成慢性盆腔炎。慢性盆腔炎患者不要过于劳累，做到劳逸结合，节制房事，以避免症状加重。

4. 预防膀胱炎

有的少数妇女大便后随便用不干净的纸揩拭，而且大多是由后向前揩，这会将脏物与污染物和大便或多或少地带到尿道口附近，大便中大量的大肠埃希菌到达膀胱就会引起炎症。

还有些育龄妇女习惯憋尿。这样人体通过肾脏和输尿管排到膀胱里的尿液就会留在膀胱内，使膀胱壁肿胀起来，就会刺激感觉神经末梢，引起尿急、尿频，甚至引起膀胱炎。

有些女性的内裤常常前后混穿，这也容易引起膀胱炎。因为大便后虽用手纸揩拭，但不可能揩得很干净，偶有少量粪便留在肛门周围而沾染内裤上，如果内裤脱下后再穿上时不注意前后穿反了，粪便中的细菌和脏东西极易进入尿道生长繁殖，而且能上行到膀胱引起膀胱炎。

膀胱炎的发生机制为：女性尿道较短，尿道口距阴道口、肛门较近，细菌容易进入膀胱，引起膀胱炎，也有的波及肾盂引起肾盂肾炎。膀胱炎容易复发，特别是在孕期，阴道分泌物增多，就更容易复发了。患过膀胱炎的人，孕前一定要到医院检查，确定治愈后方可怀孕。膀胱炎的症状主要有尿频、尿急、尿痛、残尿感染等，应及时到医院检查、治疗。

预防膀胱炎方法如下。

（1）首先要做到保持外阴清洁，最好每天用温开水清洗外阴，用具要干净专用。

（2）勤换内裤，并要每天洗晒。

（3）不要憋尿。

（4）要勤饮白开水。

（5）要用干净消毒的卫生纸，并且勤换。

（6）大便后由前向后擦。

（7）内裤前后不要交换穿。

5. 带下病的预防

白带是从阴道里流出来的少量带黏性的液体,它是由阴道黏膜脱落的上皮细胞、宫颈黏液、白细胞和少量的前庭大腺分泌液组成。白带可以说是女性生殖系统健康与否的预报器,正常的白带为乳白色,无气味,无刺激性,呈蛋清样或稀糊状。白带内含有一种乳酸,可以抑制部分细菌的生长繁殖,对生殖器有保护作用。

如果白带量很多,颜色及性状发生改变,甚至有很重的腥臭味,这就不正常了。医学上称为病理性白带(异常白带)。

病理性白带增多可以根据白带色、质、量及伴有症状等特点来初步推测其病因。妇女可以根据白带的性状进行自我观察,以便及早发现病理性白带,及时检查、治疗。

如果孕前发现白带异常,若不加治疗则怀孕后病情会加重,而且在分娩时很可能通过产道将病菌感染给宝宝,所以在孕前预防带下病尤为重要。

带下病的预防措施如下。

(1)每月1次阴部自检——了解自己的身体信息。每月1次的阴部自检非常重要。因为这有助于及早发现可能出现的妇科疾病。把握自己的身体信息,将会更有把握赢得健康。阴部自检用一个小镜子做道具,在沐浴后即可查看,当发现有异常,应让医生给予最好的指导。

(2)注意调理饮食。饮食不节可造成体虚而致带下,不要过食辛辣(姜、椒)、刺激性较强的食物,或饮烈性酒,以免黄色秽浊之液下注;也不要过食生冷,以免损伤脾胃,不能化湿。

(3)节欲益肾。房事不节,纵欲无度,是产生肾虚带下的重要原因,故此病的预防首先应节制性生活。一般每周1~2次为度。

(4)调摄情志。赤带的产生与肝郁火旺关系密切,而导致肝郁的最主要因素是情志不舒,女子的特点与男子相比,心胸较窄,多好计较小事,邻里的语言、公婆的表情、丈夫的态度等,都可引起女子的情绪变化。明白了情志不舒可以致病的道理后,应胸怀宽阔、识大局、顾大体,以理智控制自己的感情,这样肝郁而导致火旺的因由即可以消除。

(5)个人贴身物品,如内裤、泳衣要单独放置,专用。

（6）少去公共浴池、泳池。在外住宿，自带随身衣物，少用他人或旅馆提供的浴巾、衣物等。

（7）采用淋浴，最好不用盆浴。

（8）贴身衣物要勤洗勤换，并在阳光下晒干。

（9）每天用温开水（开水晾温）清洗外阴和阴道口，用具（盆、手巾等）要专用，干净卫生，除非是医生开的处方，不要用任何洗液，它们会破坏阴道自身的酸碱平衡。尤其是每次性生活前双方要清洗外生殖器然后方可行事。

 提示：

异常白带性状与疾病

性　状	可能疾病
大量无色透明黏性白带	慢性宫颈内膜炎、卵巢功能失调、阴道腺体病等
白色或灰黄色泡沫状白带	滴虫阴道炎，常伴有外阴瘙痒
凝乳状白带	念珠菌阴道炎，常伴有严重外阴瘙痒或灼痛
灰色鱼腥味白带	细菌性阴道炎
黄色或黄绿色脓样白带	滴虫或淋菌等细菌性阴道炎、宫颈炎，也有可能是宫颈癌或阴道癌
血性白带	宫颈息肉、黏膜下肌瘤或宫颈癌、子宫内膜癌
水样白带，通常伴有奇臭	黏膜下肌瘤伴感染或宫颈、阴道、卵巢的癌变

6. 预防痔疮

痔疮是最常见的影响人类健康的疾病之一。由于直肠的静脉无防止血液回流的瓣膜——静脉瓣，血液易于淤积而使静脉扩张，并且直肠静脉的壁薄、位浅，末端的直肠黏膜下组织又松弛，均易导致静脉扩张。此外，由于习惯性便秘、妊娠及盆腔内有巨大肿瘤等，都使直肠静脉血液回流发生障碍，从而形成痔疮。女性由于妊娠，机体分泌的激素易使血管壁的平滑肌松弛，增大的子宫压迫腹腔的血管，这样会引起孕妇身体不适，也会影响胎儿的正常发育，对孕育胎儿极为不利，所以孕前要积极治疗痔疮，并做好预防工作。

孕前的预防方法如下。

(1)防止便秘,保持排便通畅。饮食方面应多吃粗粮、豆类、蔬菜、水果等富含纤维素的食品。纤维素能增加肠蠕动、通便、排出肠道有害物质和致癌物质,对习惯性便秘者更为适宜。早起床和吃好早饭能促进排便,所以最好养成每天早上定时排便的习惯。孕前早上起床后喝一杯凉开水能刺激胃肠运动,防止便秘。各种体育运动,如做体操、跑步、打太极拳、练气功、做深呼吸运动等,都有益于防止便秘。有排便感时不要忍着不去大便,因为这样最容易引起习惯性便秘。排便时不要看书报,久蹲不起,或过分用力。

(2)及时治疗肠道炎症和肛门周围炎症,如腹泻、痢疾等。不要大量饮酒及吃辣椒、芥末等刺激食品。便后用柔软的纸擦净肛门。便后或临睡前用温水坐浴片刻,洗净肛门,对预防各种肛门病都非常有益。肛门不适时,也可用1∶10 000浓度的高锰酸钾温开水坐浴。

(3)避免久坐、久站,及时治疗心、肺、肝等全身性疾病。

(4)每日早晚做两次提肛运动,每次做30下,对预防痔疮颇有益。

(四)阻断十大传染病

在准备怀孕之前一定要预防传染病,以免危害自身的健康和造成胎儿发育异常或先天性缺陷。

1. 风疹病毒感染

风疹是由风疹病毒感染引起的呼吸道传染病。潜伏期一般为10～21天,除了出现成片红色痧点外,还可能在出疹前1～2天出现低热或中度发热、食欲减退、头痛、咽喉疼痛、流涕等症状,风疹对成人和儿童的危害并不很大,对胎儿的危害很大,可导致流产、死胎或胎儿畸形。风疹病毒对胎儿的危害与受感染的时间有关,一般感染越早,危害越大。在孕早期头3个月受感染,几乎都可引起胎儿多种器官感染,导致死胎。据统计,在怀孕8周内,自然流产率达20%,在怀孕第12周左右感染,会导致胎儿出现心脏、眼和听神经的缺损。

阻断方法如下。

(1)目前对于风疹病毒尚无有效的治疗药物。对风疹病毒主要以预防为主。由于患过风疹的人可获得持久性免疫力,不再被风疹病毒感染。接种风疹病毒疫苗可以起到很好的预防作用。所以育龄女性可在孕前接种风疹病毒减活疫苗,尤其是做抗风疹病毒抗体检查结果为阴性的育龄女性,以获得终身免疫力。

(2)接种风疹病毒疫苗建议孕前 6 个月接种,以便身体有足够的时间来消除疫苗病毒的危害性和产生相应抗体。

(3)在接种疫苗前,一定要确定育龄女性并未怀孕,并在 3 个月以内不准备怀孕,避免疫苗中的减毒活病毒对胚胎造成感染。

(4)欲怀孕的育龄女性,尽量少去人多嘈杂的公共场合,尤其是人多拥挤、通风条件差的地方,以防感染。

2. 巨细胞病毒感染

巨细胞病毒感染机体后,多潜伏在唾液腺、乳腺、肾脏及其他腺体内,口腔、生殖道、胎盘、输血或器官移植等都是此病毒的传播途径。

巨细胞病毒感染是常见的人类病毒感染,而且对胎儿的健康发育影响较大。

巨细胞病毒可通过胎盘感染胎儿,而导致胎儿先天畸形,严重的直接导致流产或死胎,正常娩出的婴儿,多在出生后几个月至几年内表现出症状。主要表现为智力低下、运动神经障碍、肝脾大、黄疸、血小板减少性紫癜及溶血性贫血等。

阻断方法如下。

(1)准备怀孕的女性应该在孕前做血清检测,来确定体内是否已有相应抗体,以及在医生的指导下及早采取应对措施,避免孕期发生原发性感染危及胎儿。

(2)准备怀孕的女性,在日常生活中避免去人群嘈杂的地方,注意讲究卫生,出现可疑症状及早就医治疗。

(3)孕前、怀孕期间尽量避免接触患者,防止感染,坚持适量运动。安排均衡合理饮食,以增强免疫力。防止隐性感染转变为活动性感染。

(4)怀孕期间如果被确定为巨细胞病毒原发性感染,应当考虑终止妊娠,避免生出先天畸形儿。

3. 水痘病毒感染

水痘病毒的正确名字应该是水痘-带状疱疹病毒。这种病毒可引起水痘和带状疱疹两种感染性疾病，水痘多发生于儿童期，带状疱疹多发生在成年期，表现为皮肤斑丘疹或疱疹。

水痘-带状疱疹病毒不一定都能通过胎盘，但一旦通过胎盘就会使胚胎受到感染，导致组织分化及形成发生畸形，产生严重后果，如瘫痪、肌肉萎缩、多指（趾）、大脑萎缩、小脑发育不全、畸形手足、先天性白内障、小眼、小嘴及出生后反复抽搐等，而且病死率相当高，越是接近分娩期，感染水痘病毒对胎儿危害越大。

阻断方法如下。

(1)身体免疫力下降时特别容易受到水痘病毒的侵袭，所以孕前和孕中都要坚持适当的锻炼来增强体质，预防疾病。

(2)目前尚没有应对水痘-带状疱疹病毒特效药物，此病毒仍以预防感染为主，怀孕前后避免接触水痘患者。而未患过此病的育龄女性则一定要在孕前3～6个月注射此病毒疫苗。

(3)这种病毒一次被感染可终身获得较高免疫力，如果育龄女性在儿时患过水痘，对水痘病毒已具有免疫力。如果在孕早期感染水痘，胎儿感染的可能性较小，可以继续妊娠。

4. 单纯疱疹病毒感染

单纯疱疹病毒感染是人类常见的一种感染。如果孕妇感染了单纯疱疹病毒会通过胎盘感染给胎儿，或在分娩过程中感染给新生儿。胎儿受感染后，会出现先天畸形、智力低下，甚至流产。新生儿受感染后，会使内脏受损，甚至导致循环衰竭及全身中毒。

阻断方法如下。

(1)建议计划怀孕的女性，一定要在孕前做单纯疱疹病毒血清学检查，以此来避免在单纯疱疹病毒感染期间受孕。

(2)目前，单纯疱疹病毒疫苗尚在研制中。如果感染单纯疱疹病毒，可采取对症治疗，以缓解症状。

（3）对于原发性感染的女性，准备怀孕时应在症状消除一段时间后再考虑怀孕。

（4）怀孕期女性，应注意远离单纯疱疹病毒感染的患者。

（5）如果感染发生在分娩前可考虑做剖宫产，防止传染给新生儿。

5. 弓形虫病

弓形虫是以猫为最终宿主，以其他温血动物为中间宿主的寄生虫。这种寄生虫的卵潜藏在动物的粪便、动物的唾液和其他分泌物、受污染的水和潮湿的土壤里甚至在灰尘中。

被弓形虫卵污染的食物一旦被人吃进去，即会受到感染。除此之外，排出的弓形虫卵被猪、羊、牛等哺乳动物或家禽吞食，可能在肉中含有虫卵或弓形虫。当人们食用没有煮熟的肉时，也会被弓形虫所感染。如果身体免疫力较强，可以抑制弓形虫繁殖。血清抗体虽为阳性但却没有什么症状。在人体免疫力下降时，如劳累、紧张、焦急、患病及怀孕等情况下，弓形虫就会兴风作浪，通过孕妇的血液、胎盘、子宫、羊水、阴道等途径使胚胎受到感染，会导致胎儿严重畸形，甚至发生流产。在怀孕期间感染发生得越早，胎儿受损将越严重。在孕早期，感染弓形虫对胚胎影响尤其严重，可引起死胎、流产、死产或畸形儿等不良结果。在孕中期受感染多会出现死胎、早产和严重的脑眼疾病，在孕晚期受感染也可能会造成胎儿某些系统不同程度的损害。

阻断方法如下。

（1）注意饮食卫生，生、熟食要严格分开，避免污染，生食切菜板要定期用开水烫洗、消毒。肉食要充分煮熟，还要彻底清洗蔬菜、水果，吃水果最好去皮。

（2）便后、饭前一定要洗手。

（3）不要养宠物，如果已养至少在怀孕前 3 个月将宠物送走，等宝宝 1 岁左右再接回。

（4）在孕前经过检查确诊体内存在弓形虫感染，应立即进行治疗，待血清抗体转阴性后再考虑怀孕。

（5）一旦在孕早期感染弓形虫，应该马上就医，采取人工流产，以防止先天感染弓形虫的婴儿出生。在怀孕中期、晚期感染弓形虫的孕妇，在医生的指导下进行治疗。

6. 疟疾

疟疾是经蚊子传播由疟原虫引起的寄生虫病。一般来讲,我国的黄、淮河平原是疟疾的流行地区,大多发生在蚊虫较多的夏天。

疟原虫经过蚊虫传播可以进入人的血液,然后在肝细胞中寄生并繁殖。疟原虫的虫卵成熟后,进入血液中的红细胞内繁殖,导致红细胞破裂。由此,大量疟原虫从红细胞中释放出来,使代谢产物进入血液循环中,引起以寒战、高热及大汗为特征的表现。疟原虫在红细胞内发育有一定的周期,待发育成熟后可再次从红细胞中释放出来,引起又一次发作,如此周而复始。尽管疟疾在反复发作或重复感染后具有一定的免疫力,但却会使感染者成为疟原虫携带者。一旦在怀孕期间急性发作,不仅会造成孕妇贫血,胎儿还有可能患上先天性疟疾。胎儿在出生时不一定表现出症状,但在出生后数天可能会出现肝脾大、贫血、肾功能异常、发热、呕吐、腹泻等一系列症状。

阻断方法如下。

(1)在怀孕之前,一定要注意环境卫生,减少蚊虫滋生并注意消灭蚊虫,特别是在夏季,积极预防疟疾。

(2)夏季里不要去草丛或潮湿的地方,外出时尽量让身体少暴露一些,露出的皮肤涂抹防蚊露。睡觉时最好在床上挂蚊帐。也可在居室里使用电蚊香,避免被蚊虫叮咬。

(3)在疟疾高发地区,孕前可在医生指导下服用预防性的药物,如乙胺嘧啶、伯氨喹、氯喹等。

7. 乙型肝炎

乙型肝炎是由乙肝病毒引起的一种传染性疾病,目前,我国乙型肝炎病毒的携带率为 10%～20%。

女性在怀孕后,母体和胎儿的代谢和解毒都要由肝脏来承担,加之孕期营养物质的消耗增多,以及体内雌激素水平增高,都会使肝脏的负担加大,容易感染乙型肝炎或使原来的病情恶化。一旦感染乙型肝炎,不仅会加重妊娠反应,而且在孕早期易使胎儿出现染色体畸变引起的畸形。孕晚期易导致早产及新生儿死亡,而且使胎儿一出生就成为乙肝病毒携带者,其中 25%在成年后会转成肝硬化或肝癌,为此还是早预防的好。

阻断方法如下。

(1)孕前可去当地疾病预防控制中心接种乙肝灭活疫苗,以防止乙型肝炎病毒的感染。

(2)如果在孕前患上乙型肝炎,必须严格采取避孕措施,同时积极进行治疗,待病情痊愈至少半年,最好2年后并经医生同意方可考虑怀孕。

(3)如果在孕期感染乙型肝炎,应积极采取保肝治疗。同时,保证蛋白质、糖类(碳水化合物)和维生素等营养的摄取,充分休息,密切观察病情。

8. 淋病

淋病是由淋球菌感染引起的一种性传播疾病,在性病中最常见。近年来,已成为我国目前主要性病之一。它主要通过性交传播,大多数是通过不洁性生活感染。但被病菌污染的马桶、浴巾、浴盆或衣物等也可造成感染。

淋球菌易侵犯男性的前尿道、后尿道、前列腺、精索、附睾和女性的子宫颈、尿道、子宫内膜及输卵管等,引起这些部位发炎。主要表现为尿频、尿急、尿痛及排尿困难,女性还有白带增多等症状,伴有尿道口红肿、烧灼痛及不同程度的下腹疼痛。反复发作会造成输卵管粘连、阻塞、积液和盆腔炎,继发不孕。孕期感染淋球菌对母婴危害较大,易发生胎膜早破、早产及产后感染等。胎儿在分娩通过产道时还容易受到感染,引起淋球菌性结膜炎,导致角膜穿孔而致盲。

阻断方法如下。

(1)平时注意生活卫生,浴巾、浴盆要专用,避免不洁性生活或使用不洁马桶。夫妻中一人患病,马上停止性生活。

(2)游泳时不要互穿游泳衣,不要共用毛巾,游泳后及时冲洗,浴后最好及时小便,冲洗尿道。要到正规消毒的游泳池游泳,以免淋球菌感染。因为有一些带淋球菌的人也会去公共游泳池游泳。泳池的水消毒不严,这也会染上淋病。

(3)适量多饮水使尿量增加可以起到冲洗尿道作用,使淋球菌在尿道内"无立足之地"。

(4)一旦出现症状,要尽量在急性期积极进行治疗,以期完全治愈,同时性伴侣也要进行治疗。

(5)淋病治愈后,应该无再感染史,症状全部消失,尿液澄清,并在治疗后1～2周复查2次均未发现淋球菌。在未完全治愈之前,一定要避免怀孕。

9. 结核病

结核病是由结核杆菌引起的慢性消耗性疾病。可在全身很多部位发病,如肺结核、肠结核,盆腔也是结核的好发部位。可造成不孕症。

结核病患者一旦怀孕,会使全身负荷加重,严重损害健康。孕期较常见的是肺结核,孕妇由于营养消耗过多及肺功能不好而易发生流产、早产及胎儿发育不良或宫内缺氧等。分娩时,也易发生子宫收缩无力、产程长、产后出血等。

阻断方法如下。

(1)患有结核病的女性,在结核活动期应该严格采取避孕措施,并在医生指导下积极治疗,加强营养,待病情稳定后2～3年再考虑怀孕。严重肺结核或伴身体其他部位结核的女性,不宜怀孕。

(2)如果在孕期并发结核病,当病情处于活动期应及早进行抗结核治疗,但一定要注意选用对胎儿无毒性的药物。由于链霉素可对胎儿听力造成障碍,所以在孕期不要使用。

(3)怀孕后病情加重的妇女,或需要使用大量对胎儿有害的药物治疗的孕妇,应该在怀孕后3个月内终止妊娠。

10. 生殖器疱疹

生殖器疱疹又称外阴疱疹,主要由单纯疱疹病毒Ⅱ型感染(HSV-2)引起的,可通过性交或类似性交的行为传播。

生殖器疱疹好发于外阴皮肤黏膜交界处,感染后2～7天便可出现症状,表现为外阴瘙痒、皮肤出现红斑,然后出现成堆的小水疱。水疱破溃后形成浅表溃疡,有局部疼痛感,可自行愈合。女性怀孕时免疫功能低下,容易被病毒感染,并且患病后症状较重。孕期患病易引起流产,致胎儿畸形。如果胎儿在出生时经过产道被感染,可导致约5%的新生儿死亡,而幸存者中又大多有智力发育障碍的后遗症。

治疗生殖器疱疹,迄今还没有特效药物,因此,预防生殖器疱疹尤为重要。

阻断方法如下。

（1）生活中注意卫生及保健，避免不洁性生活，可使用安全套、阴道隔膜、子宫颈帽等工具避孕。

（2）夫妻中一人患病，马上停止性生活。进行积极治疗，同时性伴侣也要进行治疗。

（3）由于生殖器疱疹对胎儿及婴儿危害很大，又没有特效的治疗方法，以预防为主，如月经期要注意休息、避免性生活等。

（4）如果在孕期患上生殖器疱疹，可在医生指导下治疗。在孕晚期被确诊为阳性的孕妇，应采取剖宫产，避免感染新生儿。

11. 男女受孕前忌服安眠药

有的青年人结婚后，由于操劳和生活不习惯等原因，常常出现失眠、乏力、头昏、目眩等症状，甚至出现精神上的疾病而影响正常的婚后生活；也有的男青年犯有早泄毛病，性生活不理想。有的新婚夫妇采用安眠药调解各种症状，这种做法对怀孕是十分有害的。

安眠药对男女双方的生理功能和生殖功能均有损害。如地西泮、氯氮䓬等，都可作用于间脑，影响脑垂体促性腺激素的分泌。男性服用安眠药可使睾酮生成减少，导致阳痿、遗精及性欲减退等，从而影响生育能力。女性服用安眠药则可影响下丘脑功能，引起性激素浓度的改变，表现为月经期间无高峰出现，造成月经紊乱或闭经，并引起功能障碍。从而影响受孕能力，造成暂时性不孕。

为了避免影响双方的生育能力，新婚夫妇或准备怀孕的夫妇千万不要服用安眠药。一旦发生失眠现象，最好采取适当休息、加强锻炼、增加营养、调节生活规律等方法来解决。从根本上增强体质，不可靠服安眠药维持。

12. 怀孕前男女忌服用和接触的药物和毒品

准备怀孕的妇女在怀孕前也会生病，得了病以后，应根据情况合理用药。但有些药物对治病有利，对怀孕却极为不利。因此严防滥用药物，这对准备怀孕的妇女及孕妇来讲特别重要。所以应以预防为主，尽量防止生病。

如因生病而必须用药时，应在医生的指导下，选择对胎儿无影响或影响最小的药物，便可避免不良后果。如果要使用一些平补中药或是平常想用一点食补食疗的方法，有些中药应用是比较安全的：像太子参、北沙参、百合、山药、白术、白芍、麦冬、莲子、莲藕粉等，这些药食对孕妇肠胃功能有帮助，可以促进饮食正常。

要绝对避免服用或接触以下药物：

一些化学毒物、药物或有害物质，可能导致精子、卵子的变异，引起胎儿的畸形。因此，为了能够孕育一个健康的宝宝，计划怀孕的夫妻双方，在开始计划怀孕前的6个月甚至1年，就应停止接触任何有害或有毒物质，如油漆、农药、放射线等；避免长期用药，如抗结核药物；慎重服用各种药物尤其抗生素类药，如喹诺酮类药。激素之类的药物也应谨慎地使用，不管是雄激素、雌激素都会使胎儿男性化或女性化。有些激素可能导致男胎女化或是女胎长大后容易得阴道癌。抗癫痫的药也应当尽量减少使用，还有一些肾上腺皮质激素之类药物，也很容易使胎儿受到影响。

另外，夫妻双方或一方接触毒品，均可影响精子、卵子的胚胎的发育，造成胎儿宫内发育障碍或死胎；孕妇吸毒，还会诱使胎儿在宫内染上毒瘾，出生后难以存活。因此，希望拥有健康宝宝的夫妻，无论在任何时候都必须远离毒品。

八、不宜或慎重怀孕的情况

1. 新婚后不要立即怀孕

尤其新婚之夜第一次性交时就受孕妊娠,这在旧的风俗中认为是好事,其实这时受孕对胎儿极为不利,其所生婴儿中智力低下、畸形儿、痴呆儿的发生率很高。其原因如下。

(1)为筹办婚事,新婚夫妻二人忙碌了几个月的时间,精神和身体都比较疲惫,处于不佳状态,若此时怀孕,胎儿大多不健康。此时受孕对受精卵的发育极为不利。

(2)新婚期间,亲朋好友往来频繁,比较劳累伤神,加之常陪亲朋饮酒,有的甚至饮酒过度,而酒精是常见的致畸剂。身体劳累和饮酒都不利于受孕。因为烟酒过多都会使男性精子畸形,女性卵子受损。据调查,新婚夫妇烟酒过量,可造成胎儿畸形或发育不良,还可出现早产、流产或胎死宫内及出生后孩子智力低下等问题。

(3)新婚之际,性生活频繁,精神比较紧张,难以达到性高潮,精子和卵子的质量也不高。另外,新婚之夜男女双方对性生活还不适应,尤其是女性,雌激素分泌不大稳定和不正常,这些情况都不利于优生。

综上所述,新婚之夜或新婚期间不宜怀孕,应采取避孕措施,待以后夫妻身体健康状况良好、精力充沛、情绪稳定、性生活协调时,再选最佳时机受孕,不但不晚,而且会生个健康聪明的宝宝。

2. 旅行结婚中不宜怀孕

现在青年人时兴旅行结婚,这种结婚方式很有新意,既可高高兴兴欢度新婚蜜月,又可以观光祖国大好山河,增长知识,培养爱国主义精神,会给以后夫妻生活留下难以忘却的美好回忆。但是,专家告诉青年人,旅行结婚,不宜怀孕。

(1)夫妻旅行结婚,日程安排比较紧,心情也很紧张,精神及身体疲劳,机体抵抗力随之下降,这些都会影响精子和卵子的质量,不利于优生。

(2)在旅行过程中,饮食安排难免不当,甚至不能按时用餐,饮食也比较单调,饭菜往往不可口,吃不好,也很少吃到鲜嫩的青菜。饮食不规律,营养欠佳,对受孕不利。

(3)旅行中缺乏良好的洗漱淋浴设备,不易保持会阴和性器官的清洁卫生,泌尿生殖系统感染也十分常见,这对受孕有一定危害。

(4)旅行中各地区气候差别很大,易患感冒,加之人群混杂、环境欠佳和身体疲劳,容易诱发各种疾病,特别是风疹等病毒感染,是胎儿畸形的重要诱因。

由于以上种种原因,所以旅行结婚虽然心情愉快,但身体疲劳,卫生条件差,很不适合受孕,青年夫妻如在旅行结婚中不注意避孕而受孕,就容易播下不幸的种子,可致流产、死胎或胎儿畸形,这将是令人后悔不及的事。美国有学者对200例旅行结婚受孕的夫妇调查发现,先兆流产率达20%,胎儿畸形达10%,均大大超过正常情况。由于在旅途中患病得不到及时治疗有10%以上的人继发不孕。

医学及遗传学家认为,受孕前宜创造良好的生活条件和环境,保证夫妻双方身体健康,精力充沛,使情绪处于舒畅和轻松状态,并保证有充分的食物营养、睡眠和休息,才有利于优生,因此,旅行结婚要做好避孕,不宜怀孕。

3. 酒后不要受孕

嗜酒会影响后代,这是大量事实所证明的。因为酒的主要成分是乙醇,当乙醇被胃、肠吸收进入血液运行全身后,除了少量从汗、尿及呼吸出的气体排出体外,大部分是在肝脏内代谢。肝脏首先把乙醇转化为乙醛,进而变成醋酸被利用,但这种功能是有限的。所以,随着饮酒量的增加,血液中的乙醇浓度也随之增高,对身体的损害作用也相应增大。乙醇在体内达到一定浓度时,对大脑、心脏、肝脏、生殖系统都有危害。

乙醇可使生殖细胞受到损害,使受精卵不健全。乙醇是生殖细胞的毒害因子。乙醇中毒的卵细胞仍可与精子结合形成畸形胎儿。乙醇代谢物一般戒酒后 2~3 天可排泄出去,但一个卵细胞的成熟至少要 14 天以上。一般受孕可安排在戒酒后 3 个月为佳。

4. 吸烟不宜怀孕

夫妻双方有怀孕打算后,要在怀孕前 3~6 个月就开始不吸烟。尤其是妻子更不能吸烟,以免造成婴儿畸形,并要远离有烟环境,避免吸二手烟,以防止烟草中的尼古丁对胎儿造成伤害,生下先天性畸形胎儿。

戒烟要有信心,完全戒烟或逐步减少吸烟次数的方法,通常 3 个月左右就可以成功,丢掉所有的香烟,避免参加吸烟比较多的活动。并要注意餐后要喝水,吃些水果或散步,以代替饭后想吸烟的习惯。

5. 身心疲劳时不宜怀孕

现代生活节奏加快、压力增大,使人身心疲劳,正在悄悄地阻碍着优生,它通过降低人类精子的质量影响着优生。北欧男性科研会通过研究指出"现代生活方式大大恶化了男子的生殖能力,与 20 世纪 60 年代相比,男子的精子质量已大大降低"。瑞典专家通过实验已证明,劳累完全有可能破坏精子的功能,并系统地比较了 20 世纪 60 年代、20 世纪 70 年代与 20 世纪 80 年代精子功能,得出的结论是精子质量随着现代生活方式日趋疲劳而在日趋恶化。

人体处于极度疲劳时,会造成抵抗力下降,血液中各种化学物质也会发生变化,直接影响生殖细胞,尤其是男性睾丸对外界刺激非常敏感,特别是劳累等刺激可以大大降低精子的质量,从而严重影响优生。此外,人体疲劳乏力、情绪低落、精神反应迟钝时出现异常生殖细胞的可能性将大大增加,由此劣质胚胎发生的概率便随之增加,即使受孕,也会因不良情绪的刺激而影响母体的激素分泌,使胎儿不安、躁动,影响生长发育甚至发生流产。反之,当人体处于情绪高昂、体力充沛、思维敏捷时,由于优质的生育细胞的参与,受精后形成优质胚胎的概率会增加。

6. 避免在情绪压抑时受孕

焦虑抑郁的精神状态和沉重的思想负担,不仅会影响精子或卵子的质量,即使受孕后,也会因为情绪的刺激而影响母体的激素分泌,使胎儿躁动不安,影响生长发育,甚至流产。因此,当小家庭中出现不愉快的事件时,最好暂时避免受孕。

现代优生学研究证实,孕前的准备和受孕时机的选择比孕期保健更为重要,受孕时的心理、生理、季节、环境等因素,对胎儿的质量有着不可低估的影响。因此,应重视选择受孕的最佳时机,尽量避开一些不利受孕的因素。

7. 忌在不良的自然环境下受孕

人体是一个充满电磁场的导体,自然环境的变化如太阳暴晒、雷电交加、山崩地震、日食月食等,都会影响人体的生殖细胞,如引起畸变,所以在这个时间都不宜受孕,否则容易生育不健康的孩子。

国外专家研究,太阳活动所产生的物理效应及有害辐射,会使生殖细胞的畸变概率增大。因为在太阳黑子爆发时会放射出强烈的紫外线,高能电粒子流会产生 X 线辐射,从而引起地磁暴、电离层扰动及自然界中的大气、温度、环境的一系列改变,这一切对人的身体会造成很大冲击,尤其对生殖细胞的影响更大。

在雷电交加、山崩地震或日食、月食时,自然界中会产生强烈的 X 线,这样易使精子和卵子受到辐射而发生畸变,阻碍受精卵的着床及生长发育,使获得高智商小宝贝的概率变小,甚至导致胎儿出生后智力发育不良。

避免在每月的阴历 14~16 日同房受孕,这段时间里月球对地球的引力最大,容易引起人体情绪发生波动,影响精子和卵子的活力。

8. 要避开严冬酷暑季节受孕

如果选择在冬季怀孕,那么,孕妇的主要活动便是在门窗紧闭的室内。家庭取暖与生活燃料都会增加空气的污染,冬季室外空气污染也比较严重,其中二氧化硫与悬浮颗粒浓度较高,可使胎儿染色体发生异常并导致畸形。而且冬季不仅新鲜蔬菜和水果不足,摄入微量元素也不够,孕妇发生病毒性感染的机会也比较多,这些都不利于胎儿的正常生长发育。如果选择在夏季怀孕,由于天气炎热,孕妇妊娠反应重,食欲不佳,蛋白质及各种营养摄入量减少,机体消耗量大,会直接影响到胎儿大脑的发育。因此,尽量不要把孕早期安排在严冬或酷暑。

9. 不久前受过 X 线照射的妇女忌立即怀孕

妇女在孕前 4 周内最好不要照射 X 线,如果在怀孕前 4 周内照射 X 线,也会发生问题。医用 X 线的照射剂量虽然很少,但它却能杀伤人体内的生殖细胞。因此,为避免 X 线对下一代的影响,接受 X 线透视的妇女,尤其是腹部透视者,过 4 周后怀孕较安全。

10. 长期服用药物的妇女不宜立即怀孕

有些妇女身体患病,需要长时间服用某些药物。有些药物如激素、某些抗生素、止吐药、抗癌药、治疗精神病药物等,对生殖细胞有不同程度的影响。初期卵细胞发育为成熟卵子约需 14 天,此期间卵子易受药物的影响,但有的药物影响时间可能更长些,最好在准备怀孕时向医生咨询,再确定怀孕时间。因此,长期服药后忌急于怀孕。一般说,妇女在停药 20 天后受孕,就不会影响下一代。

11. 妇女摘掉避孕环不宜立即怀孕

有的妇女采用子宫内放置避孕环的措施进行避孕,当计划怀孕时,需要摘掉避孕环。如果摘掉避孕环后立即受孕不利于优生。

避孕环作为异物放在子宫内,以干扰受精卵着床,从而达到避孕目的。但是,无论放环时间长短,作为异物避孕环都会或多或少地对子宫内膜等组织产生一定损害和影响,这对于胚胎或胎儿的生长发育不利,会给新生儿造成缺陷。故曾经带避孕环的妇女,在计划怀孕摘掉避孕环后,应待来过 2～3 次正常月经后再怀孕。也就是摘掉避孕环 6 个月后再怀孕,其间可采用男用安全套的方法避孕。

12. 停用避孕药6个月后再怀孕

妇女准备怀孕生孩子,停了避孕药不宜立即受孕。

(1)口服避孕药为激素类避孕药,其作用比天然性激素强若干倍,甚至达10倍以上,所以如果停了避孕药就怀孕,将会给下一代造成某些缺陷。

(2)口服避孕药的吸收代谢时间较长。口服避孕药经肠道进入人体,在肝脏内代谢储存。体内残留的避孕药在停药后需经6个月才能完全排出体外。停药后的6个月内,尽管体内药物浓度已不能产生避孕作用,但对胎儿仍存在不良影响。所以,专家提醒在停服避孕药后6个月内怀孕,有产生畸形儿的可能。准备怀孕的妇女,应该在计划怀孕时间前6个月停止服用避孕药,待体内存留的避孕药完全排出体外后再怀孕。这段时间内可采取男用安全套的方法进行避孕。

目前我国应用的避孕药主要是短效口服避孕药1号和2号,即复方炔诺酮和甲地孕酮片,均为人工合成的激素衍生物。若在服药期间怀孕,胎儿会受合成孕激素的影响,可发生女胎男性化,表现为阴蒂肥大、阴唇凸起等,还可致胎儿畸形,男胎和女胎均可发生脊柱、气管、食管、肛门和四肢畸形。避孕药中的雌激素可增加女婴将来患阴道透明细胞癌、宫颈腺癌等生殖道恶性肿瘤的机会。因此,如服用避孕药时怀孕或怀孕后又服用了避孕药,应尽早人工流产终止妊娠。

13. 避孕失败不宜继续妊娠

妇女口服避孕药避孕失败后所生的孩子和停止服药后短期内怀孕所生的孩子,其先天畸形发生率较一般情况有所增高,即使不是畸形,其成熟度、体重、生长速度等各方面也都有明显差别。所以,如果口服避孕药期间避孕失败而怀孕或在停用避孕药不足6个月内而怀孕,都不要抱侥幸心理继续妊娠,要在怀孕早期做人工流产。

用金属节育环避孕时,因用环选择不当或带环时间选择不当,都有可能造成节育环自行脱落或在宫腔内的位置改变以致带环怀孕。带环受孕后的自然流产、早产、死胎、死产和胎儿发育异常的机会都比正常妊娠大。因此,发现带环怀孕应及早做人工流产。

外用避孕药膜是一种具有强力杀灭精子作用的药物,使用其避孕方便可靠。但有时由于使用方法不当或错误,可能造成避孕失败。例如药膜未放入阴道深处以致溶解不全,或者放入药膜后,未能等到 10 分钟以上,药膜未完全溶化即性交,这可使部分精子"漏网"。考虑到药物对受精卵生长发育可能产生的影响,凡是使用外用避孕药膜后怀孕的,应及早进行人工流产,不要继续妊娠。

14. 早产、流产后半年才可再怀孕

出现过早产及流产的妇女,机体某些器官的功能紊乱,子宫等生殖器官一时不能恢复正常,尤其是经过人工流产的妇女更是如此。如果早产或流产后很快怀孕,由于子宫等功能不健全,对胎儿十分不利,也不便于妇女身体特别是子宫的恢复。

为了使子宫等各器官组织得到充分休息、恢复应有的功能,为下一次妊娠提供良好的条件,早产及流产的妇女最好过半年后再怀孕。妇女在流产后 1 个月左右卵巢就会恢复排卵,随后月经来潮。因此,人工流产后只要恢复性生活,就要采取避孕措施,避免在半年内再次怀孕。

如果在人工流产后短时间没有要孩子的计划,建议在半年内采用安全套等避孕方式。

15. 剖宫产后的妇女宜 2 年后再怀孕

有的妇女第一胎进行了剖宫产,很快又怀上了第二胎,这对身体健康和胎儿生长很不利。剖宫产按子宫切口部位可以分为子宫体部剖宫产和子宫下段剖宫产。无论哪种剖宫产,再孕时均易发生破裂,造成危险。

子宫体部剖宫产由于体部肌层较厚,缝合时不易对合,产后子宫复旧时子宫体部肌肉收缩明显,故体部切口愈合较差,再次妊娠分娩时,体部瘢痕位于主动收缩部分,故容易发生破裂。相比之下,子宫下段剖宫产由于肌层较薄,缝合时对位好,产后子宫复旧时无明显收缩,故愈合较好,再次妊娠时子宫破裂的可能性也小。据统计资料表明,子宫体部剖宫产再妊娠后子宫破裂的发生率是子宫下段剖宫产的 4 倍。但子宫下段剖宫产的妇女也需要经过一段恢复期才能再怀孕。

一般接受过剖宫产手术的妇女,如欲再次生育,最好2年之后再怀孕,给子宫一个充分的愈合时间。尽管如此,在分娩时还可能有子宫破裂现象。所以,剖宫产后的妇女忌急于再怀孕。

16. 子宫肌瘤术后宜2年后再怀孕

因为子宫肌瘤挖除时损伤了子宫,子宫愈合后会遗留下瘢痕,而瘢痕的弹性、伸展性及承受能力较正常子宫肌纤维要低得多。如在术后短时间之内怀孕,随着妊娠的进展,很可能经受不住子宫的膨胀、伸展,有可能发生子宫瘢痕裂开,称为子宫破裂。一旦发生子宫破裂,则可导致孕妇、胎儿的死亡,因此子宫肌瘤挖除术后,一定要严格避孕2年。即使怀孕,也应在早期进行人工流产术,切不可存有侥幸心理。

17. 有过葡萄胎经历的妇女,可在2年后受孕

葡萄胎不是正常怀孕,它是一种良性的滋养细胞肿瘤,是由于滋养细胞大量增生,绒毛变成大小不等的水疱,并且形成相连成串的葡萄状,故称葡萄胎,葡萄胎发生于育龄期任何年龄的女性。

葡萄胎的主要症状是:停经以后阴道流血,多在停经8~12周时出血,量多少不定,有时可排出葡萄样物。它的一个特征表现是子宫异常增大,多数超过停经月份应有的大小。有些仅孕2~3个月,而子宫底高度已达脐水平,相当孕5个月大小。除此以外,葡萄胎患者往往妊娠反应症状比一般妊娠严重,而且很早就可出现妊娠高血压综合征。

葡萄胎患者一经确诊,必须迅速清除子宫内容物。目前,均采用吸宫术清除子宫内容物,并术后服抗生素以预防感染。发生一次葡萄胎后,再次发生葡萄胎的情况并不少见,有人曾连续发生10次以上葡萄胎。但大多数女性患葡萄胎后是可以正常怀孕的,且胎儿及新生儿均正常。因此,有过葡萄胎的妇女不必担心今后的生育。

但是,出于慎重和安全起见,葡萄胎治愈后,一定要坚持避孕2年后再怀孕。

避孕方法不要用宫内节育器或口服避孕药,以免发生出血与葡萄胎恶性变相混淆,最好用安全套避孕。

18. 宫外孕治愈半年后可受孕

医学专家表示,尽管宫外孕在发病时十分危急,但在及时有效进行治疗后,很多女性仍可能再次怀孕。有些夫妻求子心切,常常会在宫外孕治愈后没多久便又匆匆地怀孕。然而,这样会很危险,如果输卵管没有完全疏通,则有可能再次引发宫外孕。资料显示,重复宫外孕发生率可达到 15% 左右。所以发生过宫外孕的女性,在彻底治愈后一定要坚持避孕一段时间,不要急于怀孕,最好在治愈后半年再怀孕。但要注意受孕前要经过医生检查,待确认一切正常后方可取消避孕措施,考虑再次怀孕。

19. 多次做人工流产再次怀孕宜慎重

如果妇女在短期内多次做人工流产,会对再次怀孕不利。

多次做人工流产的妇女容易造成宫颈或宫腔粘连。由于反复吸刮宫腔,损伤宫颈管内膜及子宫内膜基底层,愈合过程中容易发生宫颈或宫腔粘连,这对以后怀孕不利。

多次做人工流产,子宫内膜基底层反复受到损伤,就会失去再生能力,不再来月经,并且无好的治疗方法。

多次做人工流产还会增加月经不调、流产不全、出血、感染及脏器损伤的机会,无疑对妇女再孕不利。

20. 习惯性流产妇女再次怀孕宜慎重

自然流产连续发生 3 次以上,称为习惯性流产。这种流产每次都发生在同一个妊娠月份,主要是由于夫妻双方染色体异常、母体的黄体功能不全或母体子宫发育不良、子宫畸形、子宫肌瘤等引起,若多次不明原因流产后,夫妻双方应一起到医院做如下检查,找出流产原因,及早进行对症治疗。

(1)全身性检查:了解双方的基本健康状况,判断是否患有糖尿病、贫血、甲状腺疾病、慢性肾炎、高血压等疾病。

(2)染色体检查:夫妇一方染色体异常可引起胚胎染色体异常。

(3)妇科检查:检查是否存在子宫畸形,比如双子宫、单角子宫、子宫腔粘连等,子宫是否长肌瘤,这些因素都会影响胚胎的着床,因而发生流产。

（4）卵巢功能测定：如做阴道涂片检测体内雌激素水平，或测定基础体温。

（5）男性精液常规检查：观察精子的数量和活力。

（6）血型检查：看夫妇双方的血型是否存在 ABO、Rh 系统的血型不合。

流产原因一旦查明，则应针对性地进行治疗。若是夫妇双方染色体异常所致，则要避免怀孕，如果已经怀孕，应立即给胎儿做检查，如有异常必须终止妊娠；黄体功能不全或患有全身性疾病的孕妇，应在医生指导下，做孕激素和所患疾病的治疗；子宫畸形的应先做矫正手术，然后再怀孕。

21. 严重贫血病患者忌怀孕

有的妇女平时有眩晕或站立起来时头晕、眼前发黑、头痛、呼吸困难等症状，妊娠前一定要进行血液检查。大家都知道，健康妇女的血红蛋白一般都应在 12% 以上。凡血红蛋白低于 8% 者即为严重贫血。如果确认患有严重贫血症，应先治愈贫血症再怀孕。患严重贫血的妇女如果妊娠，对本人及胎儿都不利。因为怀孕后，血液中的血浆成分会渐渐增多，而血红蛋白的含量却相对减少，从而形成"生理性贫血"，使贫血加重，孕妇会出现头昏、气喘、眼花、乏力等症状。贫血还会使胎儿的营养和氧气供应不足，导致胎儿发育不良。另外，还可能引起流产或早产，分娩时宫缩无力而发生难产。因此，一般贫血病患者妊娠，应视其病情的轻重来考虑，但严重贫血的妇女忌怀孕。

22. 高血压患者最好不要怀孕

据统计，患高血压的妇女，怀孕后有 15%～30% 发生妊娠中毒症，发生子痫、子宫卒中、产时大出血等，直接威胁孕、产妇生命。另外，由于高血压、缺氧、胎儿宫内窒息、死胎的可能性也增大，并且，高血压病为多基因遗传病，遗传率为 62%。父母之一患高血压，子女患病概率为 15%～28%，父母双方均为患者，子女发病风险为 20%～40%，所以高血压患者最好不要怀孕。高血压妇女在受孕前应按医嘱进行治疗，把血压控制在允许的水平，自觉症状消失即可怀孕。

提示：

血压水平的定义和分类（单位：毫米汞柱）

类别	收缩压	舒张压
正常血压	＜120	＜80
正常高值	120～139	80～89
高血压	≥140	≥90
1级高血压	140～159	90～99
2级高血压	160～179	100～109
3级高血压	≥180	≥110
单纯收缩期高血压	≥140	≥90

23. 心脏病患者有以下情况不宜怀孕

心脏病病人怀孕后，由于胎儿新陈代谢的需要，孕妇血容量可增加20％～30％，无疑会增加孕妇的心脏负担。随着妊娠月份的增加，子宫逐渐增大上升，心脏处于受挤压的不利位置，尤其是分娩时，易发生心力衰竭。

凡有以下情况的心脏病妇女不要怀孕。

(1)从事一般体力活动明显受限，稍动即感到心慌、气短者。在安静休息时也心慌气短，睡觉时躺不下，必须垫高枕头或半卧位，肝大和下肢水肿者。

(2)有心力衰竭者。

(3)严重二尖瓣狭窄，经常气短、咯血。

(4)有风湿性心脏病，如关节肿痛、发热、血沉快等。

(5)心脏明显增大。同时合并其他全身性疾病，如肾炎、肺结核等。

24. 患肝炎时不宜怀孕

肝脏是人体的重要器官之一，它除了参加体内所有物质的代谢过程，还有分泌胆汁、排泄、解毒及合成凝血因子等功能。患肝炎后，这些功能都受到影响，如果再怀孕，由于妊娠期新陈代谢加快，肝脏负担加重，将使肝功能进一步恶化，也对母婴极为不利。

妊娠早期时患肝炎，会加重早孕反应，使肝炎加重；如妊娠晚期感染了急性病毒性肝炎，将严重威胁孕妇及胎儿的生命，分娩时易因凝血因子合成受到影响而出血,所以肝炎妇女待治愈后再怀孕为宜。

提示:

患过肝炎的妇女,在妊娠前要告诉医生,以便接受医生的指导。

25. 肾炎患者不宜怀孕

妊娠本身可加重肾脏的负担,如果孕前已有肾炎,则孕期可使病情恶化,易发生妊娠高血压综合征,严重者可导致肾衰竭,直接威胁到母子的安全。此外,肾炎病人的治疗用药,也可对胎儿造成危害。

曾患过肾炎,经过治疗基本痊愈,如尿化验蛋白微量或偶有,肾功能恢复正常,血压正常者,在医生的指导和监护下可以妊娠。

26. 患结核病时的妇女不宜怀孕

患有结核病的妇女不宜怀孕,尤其是肺结核。因为结核病是一种慢性的消耗性疾病,怀孕后母体要将大量养料供给胎儿,妊娠会加重患者的负担,会因为营养缺乏而影响胎儿的生长发育,这对孕妇的病情无疑是雪上加霜。此外,结核病病人需使用大量抗结核药物治疗,如链霉素、异烟肼等,这些药物对胎儿有影响,可导致胎儿畸形或先天性耳聋。如果想怀孕,应等结核病痊愈后再考虑妊娠。

27. 糖尿病妇女最好不要怀孕

糖尿病是一种代谢缺陷性疾病,是由于代谢功能紊乱而造成的。自从采用了胰岛素治疗糖尿病以来,糖尿病患者的妊娠率比过去有所增高,糖尿病孕妇的死亡率已极低,但是糖尿病孕妇的胎儿死亡率仍很高。糖尿病遗传性很大,如果糖尿病母亲怀孕生下的孩子很可能也会患上糖尿病。

如果患糖尿病妇女怀孕生下一个"超大"的婴儿,这巨大的胎儿不仅会造成孕妇分娩不顺利和难产,还会因为孕妇的血液浓度高,促使胎儿的胰岛素分泌增加,出现胎儿高胰岛素血症,容易造成胎儿畸形,并影响胎儿的大脑发育。据统计,患糖尿病的孕妇所生的婴儿畸形率比正常孕妇所生的婴儿高出3倍。

糖尿病患者妊娠后会加重肾脏和血管病变,子宫、胎盘血流量减少,导致胎儿在子宫内发育迟缓而造成出生时低体重。

糖尿病患者怀孕,不仅会加速病情发展,还易并发妊娠中毒症、羊水过多、产褥期感染、败血症及产后子宫收缩不良性出血。

28. 甲亢妇女不宜怀孕

甲状腺功能亢进是一个基础代谢紊乱造成的疾病,患者可出现心慌、心跳过速、气短、多汗、食欲亢进、神经过敏等症状。

患甲亢的妇女常常有月经异常,因此不宜怀孕,一旦甲亢患者怀孕,很容易发生流产、死胎、早产现象。这些现象明显高于正常妇女,妊娠会加重甲亢患者的生理负担,使其甲亢症状加重,孕妇病情恶化。如果甲亢患者在妊娠期间用抗甲状腺药物,这样会抑制胎儿的甲状腺功能,因而造成胎儿先天性甲状腺功能低下,导致小儿出生后的呆小症,后果非常严重。因此,甲亢患者怀孕是危险的,对母婴都不利。甲亢患者想怀孕,必须待甲亢治愈才可怀孕。

29. 心肺功能受损的哮喘妇女不宜怀孕

哮喘是一种常见疾病,由于各种因素引起支气管痉挛而且反复发作,又称支气管哮喘。

哮喘对母婴的影响取决于哮喘的严重程度。长期患慢性哮喘的病人,由于心肺功能受到严重损害,是不能承受妊娠负担的,因此不适合怀孕。

孕妇哮喘发作时呼吸困难,严重时会引起全身性缺氧,包括胎儿的缺氧,造成胎儿发育迟缓和早产,或使胎儿及新生儿死亡。

如果患哮喘的孕妇需要用药,那么应该注意:不宜长期服用碘化物化痰,否则会引起胎儿甲状腺肿大。皮质激素类药,如地塞米松、泼尼松,有造成胎儿畸形的可能,但一般影响不太大。因此,在哮喘发作时要根据医生的意见使用药物。

患哮喘的妇女,如果心、肺功能正常,一般情况下可以怀孕和分娩。无并发症和心、肺功能病变的,造成胎儿病变的不太多,所以不必为此终止妊娠。在分娩时,只要采取适当的手术助产,缩短产程,减轻产妇负担,就会保证分娩安全。

30. 性病患者不宜怀孕

性病的传播途径是性接触，这类病对母婴都有一定危害，尤其是胎儿，因此，一定要治愈性病后再怀孕。

（1）梅毒：它是由苍白螺旋体引起的慢性传染病，其螺旋体可通过胎盘、脐带传染给胎儿，使胎儿发生梅毒性病变，导致流产、早产、死胎。大约有40％的先天性梅毒患儿存活下来，一直延续到成人时期。

（2）淋病：它是由淋病双球菌引起，女性患病后，淋病双球菌可侵犯阴道、子宫颈、子宫内膜、输卵管而引起一系列的炎症反应。有淋病性阴道炎的妇女，当分娩时婴儿通过产道会被感染，发生淋菌性眼结膜炎，称"脓漏眼"，如不及时治疗或治疗不当，可导致失明。

（3）尖锐湿疣：它是由人乳头瘤病毒感染所致，多发生在大阴唇、小阴唇、肛门、会阴部，严重时，可波及阴道、宫颈、尿道等处。如果孕妇在阴道内或阴道口发生尖锐湿疣，分娩时新生儿就可被感染，以致婴儿出生后不久就能发现其阴部或肛门周围有尖锐湿疣的症状。如在孕期中发现患有尖锐湿疣，小的可以做冷冻治疗，大的可用电刀切除。

如在妊娠前患有梅毒、淋病或尖锐湿疣应彻底治愈再妊娠。如孕期中患了这类疾病，应及时治疗。

31. 原发性癫痫患者不应怀孕

癫痫大发作时，表现出典型的癫痫性抽搐及意识丧失；小发作时，表现是短暂的手足抖动或表现为突然停止活动或讲话，呼之不应，双目凝视，醒后自己并无记忆。癫痫的病因是继发于脑外伤、大脑炎后遗症、脑内血管性病变或占位性病变，称继发性癫痫。另有一些患者的发病原因不明，称为原发性癫痫。对有癫痫病史的妇女来说，妊娠是个考验。孕妇在癫痫发作时，由于全身痉挛，易造成胎儿缺氧、窒息而发生流产或早产。癫痫的持续状态会造成胎儿神经系统并发症和胎儿畸形。此外，由于治疗需要，必须持续服用抗癫痫药物，这些药物对胎儿可能造成危害。如果孕妇孕前即有癫痫史，因为妊娠而停用或减量使用抗癫痫药物，很容易引起癫痫持续发作，对胎儿造成严重危害。

一般来说，继发性癫痫不会遗传，治愈后可以怀孕，故不必担心会影响婴儿健康。但原发性癫痫的孕妇中,一部分有明显的遗传性,其婴儿发病率高达4%,因此,原发性癫痫患者,虽然临床治愈,但仍不应怀孕,以免遗传给后代。

32. 精神病患者不宜怀孕

患精神病的妇女本身生活不能自理,在妊娠期、产褥期和哺乳期病情极易复发,既影响母子身心健康,也可能将疾病遗传给下一代。已证实父母双方均患某种精神病,其子女患病率为40%,如果父母一方患精神病,其子女患病率为20%,大大高于人群的总患病率。精神病患者经过长期治疗,如果已经治愈可以结婚,但婚后最好不生育,至少在精神病完全治好,已停服治疗药物的情况下再考虑生育为宜。

33. 肿瘤患者有以下情况时不宜怀孕

良性肿瘤如果不是生长在生殖系统,一般不影响妊娠。但如果生长在生殖系统,最好不宜怀孕。

妇科生殖系统的良性肿瘤,一般以子宫肌瘤和卵巢肿瘤(卵巢囊肿、卵巢畸胎瘤等)为多见。

卵巢位于子宫体旁,随着妊娠时子宫增大,卵巢肿瘤也随之从盆腔上升到腹腔,由于活动空间的扩大,此时如果孕妇突然体位变化,易发生肿瘤扭转,即发生急腹症。当肿瘤较大时,易发生流产和早产,临产时还会影响正常分娩。子宫肌瘤由于与胎儿共同处于子宫体内,所以对胎儿的影响较大。子宫肌瘤体积较大的时候,可以使子宫腔变形,加之宫腔内压力增加,容易引起流产。子宫肌瘤的存在会造成子宫肌的收缩无力,因而出现临产时子宫收缩无力,引起大量出血。子宫肌瘤合并妊娠,使发生早产、死胎、异常胎位、难产和新生儿死亡的机会都会增加。如果想怀孕就必须治愈疾病后再怀孕。

恶性肿瘤可发生在身体许多部位。虽然大多数恶性肿瘤不会由母体直接转移给胎儿,但由于恶性肿瘤是严重的消耗性疾病,孕妇患有恶性肿瘤时,是无法负担整个妊娠期对胎儿的营养供应的,甚至加重患者的病情,因此,这类患者不宜怀孕。

34. 妇女患附件炎时暂不宜怀孕

附件炎是卵巢炎和输卵管炎的合称。卵巢炎一般继发于输卵管炎，两者常常并存，是妇科最常见的疾病，致病因素多为细菌。输卵管被细菌侵入后，可由于炎症引起输卵管上皮纤毛蠕动减慢而影响卵子向子宫方向的运行，或引起输卵管伞端及黏膜发生粘连，因而造成输卵管腔的闭塞。

这种病变常常是双侧性的，容易导致有些女性发生不孕，但并非每一个患者都绝对不能怀孕，如果患病后及时去医院进行诊疗，使病情得到平稳控制，也可能避免输卵管发生粘连。即使已经发生了输卵管完全阻塞不通，也可以通过宫腔镜、输卵管镜进行多次疏通至完全通畅。所以说，患附件炎的妇女，经过治疗完全可以怀孕。

35. 宫颈糜烂的女性不宜怀孕

宫颈糜烂是妇科疾病中最常见的一种，临床有急性与慢性子宫颈炎两种，以慢性子宫颈炎多见。发病原因有机械性刺激或损伤，如性生活、流产、分娩裂伤和细菌的侵袭造成宫颈炎。病原体侵袭，常见为一般化脓菌如葡萄球菌、链球菌、淋病双球菌、结核杆菌，病毒、放线菌、滴虫、阿米巴均可引起宫颈炎。化学物质损伤，应用高浓度的酸性或碱性溶液冲洗阴道，或应用腐蚀性较强的药物做成片剂、栓剂置入阴道也可引起宫颈炎。

临床上常根据糜烂面积将其分为轻（Ⅰ度）、中（Ⅱ度）、重（Ⅲ度）三类。凡糜烂面积占子宫颈总面积 1/3 者为轻度宫颈糜烂。糜烂面积占子宫颈的 1/2 者为中度宫颈糜烂。糜烂面积超过子宫颈总面积 1/2 以上者为重度宫颈糜烂。

当发生宫颈炎症时，出现白带增多，其颜色及气味与正常时不同，可呈白色或黄色黏稠状、脓性、恶臭，可使阴道内环境改变，毒素及炎症细胞增多，有碍精子的生存和运动，使其无法穿透宫颈进入宫腔而导致不孕的发生。

所以妇女患子宫颈糜烂时暂不要怀孕，一般应彻底治疗后再怀孕。

36. 患盆腔炎时不宜怀孕

妇女盆腔内子宫、输卵管及卵巢或其周围的组织，包括盆腔内腹膜，任何一处发生炎症时，均可称为盆腔炎。炎症可局限于一个部位，也可几个部位同时发炎。临床上狭义的盆腔炎指的是输卵管炎。

盆腔炎可由外生殖器的炎症向上蔓延而来,也可由邻近器官的炎症或身体其他部位的感染传播引起。病菌常在月经、流产、分娩过程中,或通过生殖道各种手术的创面进入盆腔引起炎症。盆腔炎分为急性和慢性,前者起病急,一般有明显的发病原因,若治疗及时、彻底、有效,则常可治愈。当急性炎症未能彻底治疗时可转变成慢性,但更多的是由于起病缓慢,病情较轻未引起注意,故而治疗不及时,迁延成慢性,这类盆腔炎常常造成妇女不孕。不管是急性或慢性盆腔炎只要治疗彻底及时是完全可以怀孕的,不过患病期间不宜怀孕。

37. 类风湿病活动期忌怀孕

患有类风湿关节炎的妇女,在类风湿活动期不宜怀孕,怀孕会加重类风湿病的病情。同时,治疗类风湿的某些药物会对胎儿造成不良影响,引起胎儿畸形。有些病人日常生活不能自理,需要他人帮助,怀孕后,生活会更加不便。

38. 患系统性红斑狼疮的妇女绝对禁止怀孕

系统性红斑狼疮(SLE)是一种病因尚不完全清楚的自体免疫性疾病,是结缔组织中最常见的疾病,患者中80%为女性,多在20-40岁发病,有60%~90%的病人有狼疮性肾炎及心肺异常。妊娠后母体处于高雌激素状态,可诱发系统性红斑狼疮活动,10%~30%的系统性红斑狼疮患者在妊娠期和产后数月内病情复发或加重。有狼疮性肾炎的患者,妊娠能使病情进一步恶化。由于妊娠可使病情加重,对母儿均不利。

39. 真菌性阴道炎妇女暂不能怀孕

妇女易患真菌性阴道炎,由白色念珠菌(真菌)感染所致。一般认为主要是由肛门部传染的,与手足癣疾病无关。据统计约10%非孕妇及30%孕妇阴道中有此菌寄生,无明显症状。当阴道内糖原增多,酸度增高时,最适合念珠菌繁殖引起炎症,故多见于孕妇、糖尿病患者及接受大量雌激素治疗者。长期应用抗生素,改变了阴道内微生物之间的相互制约关系,也易使念珠菌得以繁殖而引起感染。其临床表现为外阴瘙痒、灼热痛,症状严重时坐卧不宁,痛苦异常,典型白带呈白色稠厚豆渣样。检查时可见小阴唇内侧及阴道黏膜上附着白色膜状物,擦除后露出红肿黏膜面。急性期还可能见到白色膜状物覆盖,并有受损的糜烂面及表浅的溃疡。医生检查分泌物可找到白色念珠菌,即可确诊。

患有真菌性阴道炎的妇女在计划怀孕前要彻底治疗后再怀孕。若孕前治疗不及时或治疗不彻底,妊娠后可对胎儿造成损伤。在怀孕早期,真菌毒素可直接进入宫颈,影响胚胎分化和发育,导致胎儿发生畸形。怀孕晚期感染,常引起胎儿发育迟缓,大脑发育不全或新生儿黄疸。但以新生儿鹅口疮多见。

 提示：

孕前准爸爸要治疗生殖系统疾病。

睾丸是制造精子的"工厂",附睾是储存精子的"仓库",输精管是交通枢纽,前列腺液是运送精子必需的"润滑剂",如果其中一个环节出现问题,都会影响精子的产生和运输,如梅毒、淋病、生殖系统感染、尿道狭窄会影响精子的生成、发育和活动能力,前列腺炎、精索静脉曲张、输精管阻塞、结核病等疾病可造成不育,需要及早治疗,以免影响生育。

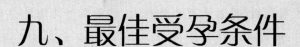

九、最佳受孕条件

1. 最佳生育年龄

生理学家公认,中国女性最佳的受孕年龄是在 25－30 岁(最晚不应超过 35 岁)。这是因为,妇女在这个时期全身发育完全成熟,骨骼系统发育完善,腹部肌肉发达有力,骨盆韧带处于最佳状态,身体最健壮、精力最旺盛、卵巢功能最活跃,排出的卵子质量高。如果这时生育分娩,母子发生各种疾病的机会最小,分娩危险少,胎儿生长发育好,早产、畸形儿和痴呆儿的发生率最低。

此外,这个时期学习初步告一段落,身心发育都已成熟,生活经验也比较丰富,各方面知识也较充实,工作也有一些经验,经济上也具备一定条件,所以,结婚后如有计划地在此期间怀孕生孩子比较合适,孩子出生后母亲也有精力照顾,可以更好地培养、教育孩子。

男性最佳生育年龄:大量事实证明,29－35 岁时所产生的精子质量最高,有最强的生命力,可将最好的基因传给下一代,其中包括智力,而且生活经验较丰富,能够懂得和接受胎教知识,特别是会关心爱护妻子,从而使胎儿生长发育良好。由此看来年轻夫妻想要孩子,最好在其最佳年龄受孕,这样才能生下更健康的宝宝。

男女生育的优化年龄组合应使前者比后者大六七岁为宜。男性年龄大,智力相对成熟,遗传给下一代的"密码"会更多些。女性年龄轻,生命力旺盛,会给胎儿创造一个良好孕育环境,有利于胎儿生长发育。

提示:

男性生育年龄越大孩子越不聪明。

一项研究结果表明,男性生育年龄越大,孩子在智力测验中的表现就越差。

研究人员发现,在各种认知测验中,父亲年龄较大的孩子所得分数远比那些父亲比较年轻的孩子低。

其他研究显示,男性年龄偏大生的孩子还可能增加孩子患上孤独症、精神分裂症和诵读困难等神经系统发育不良疾病的风险。

专家麦格拉思也说:"父亲年龄较大的婴儿和儿童在神经认知能力的测试中表现略差。"所以男性不要推迟生育年龄,应以29—35岁生育年龄最佳。

2. 最佳受孕季节

如果你选择在适宜的季节怀孕,那么你已经走出了优生的关键一步。

胚胎发育有3个关键时期,其中1个就是大脑形成期,即受孕第3个月。在胎儿大脑形成期需要有充足的营养供应和安全的母体环境,因此选择受孕季节,有助于宝宝获得最好的大脑发育条件。

专家发现季节确实会影响精子的状况,精子质量受季节影响很大,有研究证明,冬季精子数量最多,春季次之。夏季不成熟精子的比例最高,这是因为天热的缘故。春季是精子尾部缺陷出现频率最高的季节,冬季是最容易使男性精子尾部出现缺陷的季节。尾部缺陷的精子活动性差,难以接触到卵子使其受精。秋季是精子活动能力最强的季节。

精液质量的关键因素是精子的活动能力强弱,而不是精子的数量,所以,秋季才是怀孕的最佳季节,选择在7月上旬到9月上旬(夏末秋初)这段时期受孕比较合理。

人类虽无动物那样明显的发情期,但有关研究表明,在温度适宜、气候舒爽的季节,人体生理系统比较活跃。性激素分泌增多,性欲也旺盛,女方较易受孕。该研究同时指出,13.6～23℃是受孕的最佳环境气温。

7月上旬至9月上旬(夏末秋初)受孕,可让敏感的孕早期避开寒冷的污染较严重的冬天,减少孕早期的致畸因素。

经过十月怀胎,孩子在来年的4—5月份出生,正是春末夏初,风和日暖,气候适宜,便于对新生儿的护理。这个季节衣着日趋单薄,婴儿洗澡不易受凉,居室可以开窗换气,减少污染,有利于母婴健康。孩子满月后又可抱出室外进行日光浴、空气浴,可预防佝偻病的发生。母亲多吃些蔬菜、水果和新鲜的鸡、鱼、肉、蛋,营养丰富,便于供给孩子充足的奶水。同时,由于气候适宜和营养丰富,产妇的伤口也易愈合,有利于产妇身体迅速恢复。当盛夏来临,母亲和孩子的抵抗力都已得到加强,容易顺利度过酷暑。到了严冬时节,孩子已经半岁,对健康过冬十分有利。

提示:

室内外空气污染对孕早期胚胎致畸影响显著。冬天大气二氧化硫和悬浮颗粒物浓度最高,由于环境污染导致的出生缺陷率可达 7.8‰,夏秋季浓度最低,出生缺陷率约 5‰,孕早期处于二氧化硫和悬浮颗粒物两值较高的季节,出生缺陷发生的可能性高于低值季节。

3. 选择受孕最佳时间

人体的生理功能状态在一天 24 小时内是不断变化的。7－12 时,人的身体功能状态呈上升趋势;13－14 时是白天里人体功能的最低时刻;17 时再度上升,23 时后又急剧下降。虽然一般传统观念认为 21－22 时同房受孕是最佳时刻。但目前一份最新研究表明,受孕的最佳时间是 17－19 时。这个时候男性的精液数多,而且快速运动的比例也比较大。而女性的排卵时间段也大多集中在 15－19 时,再加上人体生理功能呈上升状态,这个时候受孕,精子和卵子的状态无疑都是最好的。

4. 最佳受孕性交体位

好的性交体位对于怀孕所起的作用非同小可,因为正确的受孕体位会提升准妈妈怀孕的概率。

不同的性交体位对受孕的影响也不同,有的体位会增加受孕的概率,有的体位会减少受精机会。合适的性交体位易诱发女性性高潮,增加受孕机会。最佳受孕的性交体位是:

男上女下仰卧位,这种姿势性交是最适合怀孕的性交体位。女性需两腿弯曲,阴道稍缩短,与子宫腔成一直线,精液不易外流,又不致存于阴道后穹,精子容易迅速进入子宫颈口,有利怀孕,保持姿势不动30分钟成功率更大。同房时为防止精液流出阴道,可用枕头或其他软物垫于女方臀下,保持骨盆高位。

 提示:

不要采取站立式、坐式等性交体位:站立式、坐式性交会导致女方的阴道口向下而使精液流失,自然不利于受孕。所以,准备受孕的夫妇,性生活时不要采取站立式或坐式的体位。

5. 选择最佳人体生物钟受孕

据国内一些科学家的研究表明,人体生物钟的周期存在明显的高低起伏,人的情绪、智力和体力在每个月都有高潮期、低潮期和临界期。

据观察制约人体情绪的生物钟周期是28天,制约人的体力的生物钟周期是23天,制约人智力的生物钟周期是33天。人的这三种生物钟又是互相影响,密切关联的。

当人的三种生物钟都处于在周期线上时,就会呈现最高状态即高潮期。如果夫妻同处生物钟的高潮期,这时情绪高昂、精力充沛、智力很高,性欲旺盛、性生活的质量也理想,呈现最佳状态,就可以孕育出先天智商最高、体质最好的胎儿。

生物钟的计算方法如下。

(1)首先计算从你出生那天开始,到你那个月(所算之日)的第一天的总天数(注意:要把闰年的天数计算正确,周岁数除以4,所得的整数即是你曾经经历过的闰年数)。

(2)分别用23、28、33来除总天数,所得到3个余数,就是你3个周期在所想了解的那个月份第一天所处的位置。注意:计算时整数部分指该生物钟已"运行"了多少周期,"余数"部分是指除整周期外,新开始的一个周期中生物钟运行到的天数。

利用人体生物钟生养一个健康聪明的孩子。

在选择配偶时，注意一下年龄差。男孩出生年龄大约相差两年零一个月，双方的人体生物钟（智力、体力、情绪）容易协调。

测过人体生物节律后，可运用药物提高或推后女性的排卵日，使其排卵日的三条曲线与丈夫的三条曲线协调。最好是智力钟和体力钟都基本同步；情绪钟偶合（即一方在高峰，一方在低峰），当然3次都在高峰最理想。

6. 争取在性高潮时受孕

性生活达到高潮带来的不只是精神享受，而且还能为孕育高质量的宝宝创造条件。

男性在性高潮中射精，精液激素充足，精子活力旺盛，有利于短时间内与卵子相遇，减少在运行中受外界因素的伤害。性高潮带给女性的有利条件更多，子宫颈碱性分泌液的增多，还可以中和阴道的酸性环境，创造更适合精子生存的环境。分泌物中的营养物质如氨基酸和糖含量增加，使阴道中精子的运动能力增强。同时，阴道充血，阴道口变紧，阴道深部皱褶伸展变宽，便于储存精液。平时闭锁的子宫颈口也松弛张开，宫颈口黏液栓变得稀薄，使精子容易进入，而性快感与性高潮又促进子宫收缩及输卵管蠕动，有助于精子上行，从而达到受精的目的。研究还发现，性高潮时子宫颈稍张开，这时的子宫位置几乎与阴道形成直线，为精子大开方便之门，这种状态可保持30分钟之久。数千万个精子经过激烈竞争，强壮而优秀的精子与卵子结合，孕育出高素质的后代。所以恩爱夫妻生下来的孩子健康、漂亮、聪明的说法是相当有道理的。

当然，性高潮的感受也因人而异，有些人感觉明显，有些人似有非有。一般来说，男性获得性高潮的感受多于女性。女性的性欲唤起比较缓慢，多需要良好的性前爱抚，如丈夫的甜言蜜语、轻柔的抚摸、亲昵的拥抱、甜蜜的亲吻，使之尽快达到性高潮。

7. 选择适当的性生活频率

很多准爸爸、准妈妈为了早日怀上宝宝，有意识地增加性生活的次数，认为这样可以尽快怀孕。其实这样的做法往往会适得其反。夫妻性生活频率过高，会导致精液量减少和精子密度降低，使精子活动率和生存率显著下降。精子在没有完全发育成熟时，与卵子相会的"后劲"会大大减弱，受孕的机会就会自然降低。过频的性生活还可以导致女性免疫性不孕。对于能够产生特异性免疫反应的女性，如果频繁地接触丈夫的精液，容易激发体内产生抗精子的抗体，使精子黏附堆积或行动受阻，导致不能和卵子结合，所以每天过一次或多次性生活，受孕的成功率会大打折扣。

频繁性生活或同房持续时间过长，前列腺常处于充血状态，会诱发无菌性前列腺炎、精囊炎等，直接影响精液的成分，降低精液质量，导致不育。

当然性生活频率过低，也会影响受孕成功率。因为精子在体内储留过久，会造成精子自然衰老、死亡，活动能力下降，异常精子数量增多，从而影响精子质量，不易受孕。

专家认为，精子的质量与性交频率有很大关系。正常健康青壮年男性，每天约能产生2亿个精子，精子生成后，要在附睾里停留一些时间，才能逐步成熟起来。如果想要宝宝，夫妻的性交以3～4天1次为宜，其精子质量最高。

8. 排卵前一周受孕概率最高

北大医院男科专家介绍，想怀孕让精子提前起跑。

精子排出体外后在女性生殖道中平均的存活时间分别为：阴道0.5～25小时；宫颈48小时；子宫24小时；输卵管48小时；而一个卵子从卵巢排出在输卵管存活为12～16小时；受精的发生是在输卵管的壶腹部或附近。

虽然排卵后卵子刺激产生的趋化因子会加速精子的运行速度，但是排卵后精子再起跑肯定会失去很多受孕机会。这时，不妨让精子提前"起跑"，即在排卵前一周每两天性交一次，这样可使精子提前或准时到达输卵管和卵子会合。目前已经有研究报道这种性交方式比排卵后性交的受孕率显著提高。

9. 受孕最佳的环境

受孕的良好环境是受孕和优生不可缺少的条件。

最佳的环境应是气候适宜，居室整洁清爽，空气清新，这样有利受精卵结合着床，同时备孕夫妻还需要在同房时创造浪漫的受孕氛围，在温馨浪漫的环境下能使夫妻情绪稳定,在这期间受孕更利于优生。

(1)要在熟悉的环境中受孕:受孕时,最好在家中进行。家中比较安静、卫生,夫妻对家庭环境又比较熟悉和放心,能做到精神放松、情绪稳定,利于优生。家中进行受孕也最好选择在卧室,因为卧室安静,少有干扰,白天有窗帘使室内光线柔和,晚间应用略暗的灯光,打造受孕氛围。

另外,卧室的床要舒适,床上的用品要干净柔软,这可以为性生活提供适宜的环境,是性生活和谐的重要条件之一。同时,不妨在居室中放置一些新颖别致、气味芬芳的香料,可以为甜蜜的性生活增添浪漫气氛。

(2)保持好的精神状态:性生活是由人的神经、内分泌调控并通过男女生殖器官完成的复杂过程,在这个过程中,会伴随心率增快、血压升高、呼吸急促、肌肉运动等,所以必须要有好的精神状态才能胜任。如果在身体健康状态欠佳或精神萎靡时进行性生活,性功能极易出现障碍,因此,备孕夫妻在进行性生活之前都要保持好的身体状态和精神状态。

(3)让音乐来助"性":对有音乐爱好的夫妻来说,性生活时播放一些轻松优雅的音乐,可使双方在浪漫、兴奋的心境中坠入爱河。性学家研究发现,优美情意绵绵的柔和音乐可给人带来性的诱惑和兴奋,使性爱的双方如痴如醉地沉湎于音响和曲调的神奇氛围之中,不仅带来美好的感受,也可以有助增进夫妻的感情,激发起双方的性欲。

10. 良好心理状态受孕最佳

中医强调,交媾时精神愉快,心情舒畅,可以排除一切思虑忧郁和烦恼。《大生要旨》指出:"时和气爽之宵,自己情思清宁,精神闲裕""清心寡欲之人和,则得子定然贤智无病而寿"。说明了受孕时良好心理状态与优生的密切关系,情绪的激烈变化,脏腑功能紊乱,精气耗散,必定干扰精卵结合,影响受孕。

根据现代心理学和人体生物钟理论,当人体处于良好的精神状态时,精力、体力、智力、性功能都处于高潮,精子和卵子的质量也高,此时受精,易于着床受孕,胎儿素质也好,有利于优生。

11. 学会预测排卵期

(1)推算法:计算公式如下。

排卵期第一天＝最短一次月经周期天数－18天

排卵期最后一天＝最长一次月经周期天数－11天

推算方式：如果通过观察，月经很规律，28天一次，那么你可将月经周期的最长天数和最短天数均定为28天，代入公式，可计算出你的"排卵期"为：本次月经来潮后的第10～17天。此种计算方法是以本次月经来潮第1天为基点，向后顺算天数，而不是以下次月经来潮为基点，倒算天数，因此不易弄错。找出"排卵期"后，如果想怀孕，可从"排卵期"第1天开始，每隔1日性交1次，连续数月，极有可能怀孕。如不想怀孕，就要错过"排卵期"过性生活。由于排卵期会受疾病、情绪、环境及药物的影响而发生改变，须和其他方法结合使用。

（2）测量基础体温：基础体温是指经过6～8小时的睡眠以后，体温尚未受到运动、饮食或情绪变化影响时所测出的体温。通过记录基础体温可以推算出排卵日。

正常情况下，育龄女性排卵前基础体温逐渐下降，相对较低，保持在36.4～36.6℃；排卵后基础体温升高，一般上升0.3～0.5℃，持续3天。从排卵前3天到排卵后1天，这段时间为容易受孕期，可作为受孕计划的参考。

每天在睡觉前将体温计甩到35℃以下，并放在床头安全的地方，第二天一早醒来不要做任何活动，立即测量体温，因为任何动作都可能使体温升高而产生误差，所以必须在不活动的情况下完成测量。至少需要连续测量和记录3个月，画出曲线图，以便掌握体温上升、下降的规律，来确定自己的排卵日。

①测基础体温：要注意以下几点。

a. 早晨量体温有困难者，可在每天某一固定时间里测量体温，切记测量前半小时不可激烈运动或饮用冷热食物。

b. 测量基础体温的方法虽然简单，但要求严格，还需要长期坚持。一般需要连续测量3个以上月经周期才能说明问题。

c. 在月经期，如遇有感冒、发热、腹泻、失眠、饮酒、使用电热毯等情况，往往容易影响基础体温，在测量时要注意，同时要特别标记说明。

 提示：

一定要记录下每天的基础体温，如果某天忘记测量了，可以根据之前的记录做出大致推断,不过不可有偷懒思想和侥幸心理,否则所作记录就会因为不准确而失去意义。

②制作自己的基础体温表。

a. 横坐标是日期,每天一格,共35格,如果你的月经周期比较长,可以多做5～10个格子。

b. 纵坐标是体温,可以从35.5℃开始,由下向上逐渐升高,每0.1℃升高一格,最高到39℃就足够了。

c. 在横坐标的最下面,多留出一点空白做备注,用来记录相应日子发生过的对体温有影响的事件,如饮酒、感冒、紧张、熬夜、用药等,同时房事要用标记标出。

d. 每天早上醒来,在尚未进行任何活动前测量体温,标记在记录表上,并描成温度变化曲线即成基础体温曲线。把体温计含入口中,至少5分钟,取出体温表观察温度,并在表格内相应位置做上标记。

e. 一般于月经周期第5天开始测量记录体温。

(3)观察宫颈黏液:根据阴道黏液变化判断排卵日,女性月经周期分为"干燥期—湿润期—干燥期",在月经中间的湿润期,白带较多而且异常稀薄,一般持续3～5天。观察阴道分泌物像蛋清样,清澈、透明、高弹性、拉丝长,这一天就是排卵日。

月经干净后,宫颈黏液常稠厚而量少,称为干燥期,提示非排卵期。月经周期中期,黏液增多而稀薄,阴道分泌物增多,称为湿润期。接近排卵期时,黏液变得清亮滑润而富有弹性,如同鸡蛋清状,拉丝度高,不易拉断,出现这种黏液最后一天的前后48小时之间是排卵日,在出现阴部湿润感时即排卵期,也称为易孕期。计划受孕应选择在排卵期前的湿润期。

①观察要点

a. 观察宫颈黏液,每天需要数次,一般可利用起床后、洗澡前或小便前的机会用手指从阴道口取黏液,观察手指上的黏液外观、黏稠程度及用手指做拉丝测试等几方面检查。

b. 重点观察黏液从黏稠变稀的趋势,一旦黏液能拉丝达数厘米时,就应认为处于易受孕期(排卵期)。

c. 宫颈黏液法也适用于月经不规律的女性掌握自己的排卵期。

②注意事项

a. 观察宫颈黏液前,一定要将手洗干净。

b. 以前一天晚上没有同房时,观察的结果比较准确。

c. 对宫颈黏液的观察需要经验,应进行 2～3 个月的练习才能判断得比较准确。

d. 阴道内宫颈黏液的变化受多种因素影响,如阴道内严重感染、阴道冲洗、性兴奋时的阴道分泌物、性交后黏液、使用阴道内杀精子药物等。

e. 判定白带性状时要与各种阴道炎引起的病理性白带增多相区别,后者白带可呈黄脓状、块状、黄色肥皂水样,常有臭味,还可伴外阴奇痒等症状,需去医院就诊治疗。

(4)用排卵预测试纸测试:首先确定通常的月经周期,即从每次月经的第 1 天到下次月经的第 1 天的天数,从月经周期第 11 天开始测试,每天 1 次。可以进行家庭自测,以便安排家庭生育计划,择期怀孕。

12. 调整好排卵期的心理状态

女性排卵并不是一个单纯的局部生理过程,还会影响到全身的身心状态。反过来,身心状态也会进一步影响排卵及卵子的质量。所以,准备怀孕的女性,最好提前测算好排卵时间,在排卵期前后把自己的心理状态调整到最佳状态,为怀孕做好必要的精神准备。

美国女性健康专家研究发现,女性在分娩、哺乳以及排卵期,身体都会分泌催产素。所谓催产素是一种特别的激素,脑部受到这种激素的影响,会使女性的创意、灵敏和洞察力迅速提高。大多数女性因为不了解自身的这一生理特点,往往会忽略利用这个时期的特殊能力。据说在美国,一些身居高层行政要职的女性就经常把一些重要会议、关键性工作安排在她们的排卵期内进行。因为在排卵期,女性的思维会比平时敏捷许多,而且精力也会更加充沛。

因此,从优生这个角度来讲,女性在排卵期最聪明,那么在这个阶段若能保持乐观开朗、积极进取、豁达幽默等良好的精神状态,办事干练,待人热情,心情愉快,就会对这期间受孕所怀的宝宝产生极好的影响,这种先天赋予的良好心理素质,会令宝宝受益终生。

研究还发现,女性在做爱时身体往往会分泌催产素。健康专家告诫女性,不要因为沉重的生活压力、繁重的家务,而忽视了性生活的质量。要尽可能地创造好条件,提高夫妻的性生活质量。当确认并准备在排卵期怀孕的时候,夫妻双方应提前做好准备。进行性生活时,双方的情绪都要保持愉悦、怀着美好的憧憬,极大限度地发挥各自潜能进行性生活,夫妻双方尽量都达到性高潮,获得性快感,在这种情况下怀孕的宝宝才容易成为"高质量"的胎儿。另外,女性经常回忆美好、愉快的事物,也能促使这种激素的分泌。因此,女性在排卵期调整自己的精神状态有利于受孕。

十、其他孕前必备常识

1. 男性生殖器官

男性的生殖器官分为内生殖器和外生殖器两个部分。

（1）男性内生殖器官：男性内生殖器官包括睾丸、附睾、输精管、射精管、精囊腺、前列腺和尿道球腺等。

①睾丸：睾丸是男性的性腺，位于阴囊内，左右各一，一般左侧比右侧低约1厘米，形态为两侧扁的椭圆体，表面光滑。一般右侧睾丸略大于左侧。睾丸是男性的性腺，是产生精子、分泌男性激素的器官。

②附睾：紧附于睾丸的后上外方，左右各一，为长而粗细不等的圆柱体，长4～6厘米，直径约0.5厘米，由许多卷曲、细小的管子组成。睾丸产生的精子，就是通过这些小管输送至附睾中储存。一切哺乳动物，包括人的精子，都必须通过附睾培养才能成熟，从而具有受精的能力。附睾是精子发育成熟和储藏的地方。

③输精管：管壁肌肉很厚，有很强的蠕动能力，主要功能是运输和排出精子。输精管长约40厘米，从阴囊到外部皮下，再通过腹股沟管入腹腔和盆腔，在膀胱底的后面精囊腺的内侧，膨大形成输精管壶腹，其末端变细，与精囊腺的排泄管合成射精管。在射精时，交感神经末梢释放大量类去甲肾上腺素物质，使输精管发生互相协调而有力的收缩，将精子迅速输往射精管和尿道中。

④射精管：其主要功能是射精，射精管长约2厘米，穿通前列腺实质，开口

于尿道前列腺部。射精管壁肌肉较丰富,具有很强的收缩力,帮助精液射出。

⑤精囊腺:左右各一,为椭圆形的肌性囊,长 2～5 厘米,它与输精管末端合成,构成射精管,在尿道前列腺部开口于尿道。精囊腺具有分泌的功能,其功能受睾丸激素的调节,分泌物为黏稠的蛋白质,呈碱性,淡黄色,为液体状,可稀释精液,并对阴道和子宫颈管处的酸性物质起中和作用,维持精子在阴道与子宫内的活力。精液中的大部分果糖也是由精囊腺分泌的,有营养精子和使精子活动增强的功能。精液中如缺乏果糖,可严重影响精子的活动能力。

⑥前列腺:是不成对的实质性器官,是男性生殖器官中最大的腺体,中间有尿道通过。前列腺能分泌前列腺液,前列腺液为乳白色液体,也是精液的一部分。前列腺的发育与性激素有密切关系,在幼年时前列腺不发达,随着性成熟而迅速生长,平均到 24 岁左右达到高峰。一般认为,50 岁以后前列腺的腺组织开始退化、萎缩,分泌减少。若结缔组织增生,则发生前列腺肥大。

⑦尿道球腺:为左右各一、豌豆大小的腺体,直径 0.5～0.8 厘米,位于尿道球的后上方。尿道球腺分泌一种碱性黏蛋白,其功能可润滑尿道,中和尿道内残存的酸性尿液,有利于精子生成。

精囊腺、前列腺和尿道球腺均为男性生殖器官的附属腺体,主要分泌液体形成精液,对精子有保护、营养及增强活力的作用,并使精液排出后有一个凝固、液化的过程。

(2)男性外生殖器官:男性外生殖器官由阴茎、尿道和阴囊构成。

①阴茎:阴茎是男性的性交器官,负责运送精子进入女性生殖道,阴茎上有丰富的血管及神经分布,在性欲勃起时可表现为充血、增大、勃起,性高潮后恢复疲软。阴茎头又称龟头,是男性的性敏感区。

②尿道:尿道位于阴茎内,是排尿的通道,在性生活时也是精液射出的通道。

③阴囊:阴囊是一个皮囊,包裹着睾丸、附睾和输精管的下半段。阴囊在一般情况下多处于收缩状态,表面多出现皱褶。它对温度变化特别敏感,并能随之收缩松弛和分泌汗腺、皮脂,以保持睾丸的低温环境(35℃左右),利于精子的产生和成熟。

2. 女性生殖器官

(1)女性内生殖器官:女性内生殖器官有阴道、子宫、卵巢和输卵管。

①阴道：介于膀胱、尿道和直肠之间，是内外生殖器官中间的一个通道。是女性的性交器官和月经排出通道，也是顺产时胎儿娩出的必经之路。作为性交器官，阴道前壁外 1/3 处为性兴奋的敏感区。

②子宫：子宫位于真骨盆腔内，前有膀胱，后与直肠相邻，两侧有卵巢、输卵管和子宫阔韧带，向下连接于阴道。子宫是月经的产生地、性生活时精子上行的通道、受孕后胎儿发育生长的场所。它形如倒置的梨状，可分为子宫颈和子宫体两部分。成年女性未妊娠时，子宫长约 7.5 厘米，宽 4 厘米，厚 2～5 厘米。

③卵巢：卵巢是卵子的巢穴，是女性生殖器官中最主要的器官。卵巢是一对位于子宫两旁的扁椭圆体，能周期性产生卵子和排卵，并能分泌女性激素——雌激素和孕激素。

④输卵管：输卵管是一对位于子宫左右的细长管道，长约 10 厘米，一端与子宫角相通，另一端游离，与卵巢接近。游离端顶端呈伞状，能捡拾卵巢排出的卵子。输卵管是精卵结合形成受精卵的场所，也是运送受精卵进入子宫腔的通道。输卵管有炎症等异常情况时，受精卵的运送将受到影响，是导致不孕或异位妊娠(俗称宫外孕)重要原因之一。

(2)女性外生殖器官：女性外生殖器官包括阴阜、大小阴唇、阴蒂、阴道前庭、会阴。其中阴蒂具勃起性，是女性的性高度敏感区。

①阴阜：位于女性前腹壁的最低部分，即耻骨联合前面隆起的脂肪垫。有肥厚的皮下脂肪，青春期该部皮肤开始长阴毛，分布呈尖端向下的三角形。阴阜有保护阴部的作用，防止细菌侵入阴道内。

②大小阴唇：大阴唇为靠近内侧的一对隆起的皮肤皱襞。未婚或未生育的妇女，两侧大阴唇自然合拢，遮盖阴道及尿道口，经产妇的两侧大阴唇常常分离。小阴唇为位于大阴唇内侧的一对薄皱襞。小阴唇表面湿润似黏膜、色褐、有皮脂腺、无毛、富含神经末梢，故极敏感。性兴奋时，小阴唇充血、水肿，可增大 2～3 倍。是性敏感区之一。

③阴蒂：指两侧小阴唇之间的顶端，由两个能勃起的海绵体组成，大小不一。阴蒂头富含神经末梢，极为敏感，性兴奋时会勃起，是性敏感器官中最重要的一部分。

④阴道前庭：指两侧小阴唇之间的菱形区。前庭上方为阴蒂，前庭前方有尿道口，后方有阴道口。阴道口由较薄的黏膜遮盖，此黏膜称处女膜。处女膜

中间有一孔,孔的大小、形状和膜的厚薄、弹性因人而异,经血由此孔流出。大阴唇后部黄豆大小的是前庭大腺,它的腺管开口于小阴唇与处女膜之间的沟内。

⑤会阴:指肛门和阴唇后方之间的软组织。

3. 女性为什么会有月经

正常女性的卵巢和子宫发育成熟以后,卵巢定期排卵并分泌激素,子宫受激素的影响,内膜增厚并贮存一些营养物质。当排出的卵子受精后,经输卵管运行到子宫并停留在子宫内,即发育成胎儿。这就是怀孕之初。

如果女性卵子没有受精,它就会在 24 小时内死亡。排卵后的 2 周左右子宫内膜脱落而出血,成为月经。当下一个卵子发育时,子宫内膜增厚,如排出的卵子仍未受精,则再次出血,如此反复发生。由于排卵的规律大约是 1 个月 1 次,子宫出血也是 1 个月 1 次,故称"月经"。如果是 25 天或 40 天排 1 次卵,那么月经就是 25 天或 40 天 1 次,个别人还有 3 个月或 6 个月 1 次的。只要月经很规律,都属于正常范围,但如果两次月经周期相差很多,那就是月经不规律,是不正常现象,影响受孕,应请医生诊治。

4. 女性多大来月经才是正常的

月经初潮的早晚,和经济水平、营养状况有关,同时也受气候、健康状况、遗传和社会环境的影响。近来调查表明,月经初潮年龄有提前趋势。在我国,初潮年龄早的可在 11—12 岁,晚的可在 17—18 岁,但多数在 13—15 岁。城市和南方女性又比农村和北方女性初潮要早些。因此,一般认为在 11—18 岁开始行经,都属于正常。

女孩子月经来潮,就说明卵子已成熟,已可以受精怀孕。但是,并不是来月经就适宜怀孕,因为女性身体发育并未完全成熟,如果怀孕过早,对自身和下一代都不利。女性来月经只能说明成长进入了一个新阶段,逐渐向成熟发展,一般 20 岁以后才发育比较成熟。

提示:

女性过早过迟来月经都宜早治疗。

有的女孩8岁前就来月经了，也有的18岁还不见月经。这是什么原因呢？这些情况大多数是不正常的，应该去医院检查，在医生指导下进行适当治疗。

8岁以前的小女孩来月经还要注意与其他不正常的阴道出血加以区别。例如误将母亲的避孕药当糖片吃了，停药后阴道出血；阴道内放入异物引起刺伤或炎症引起出血；也有的是阴道或子宫长了瘤子而出血，并非来月经，是其他原因引起的阴道出血。

到了18岁还不来月经，如果合并乳房发育不良或身材矮小，就要从与月经有关的各个环节检查和分析原因。如子宫发育是否正常、卵巢功能是否健全等。没有卵巢、卵巢发育不良、卵巢疾病或患有影响卵巢功能的疾病，如垂体肿瘤、肾上腺疾病、长期高热、精神病等都会影响月经按时来潮。此外，锌缺乏可引起青春期延迟，其他生殖系统以外的慢性病如先天性心脏病、尿毒症、营养不良等，也可使青春期延迟。出现这些情况应尽早检查治疗，以免影响生育。

5. 什么是正常月经

正常月经表明女性身体健康并具备受孕的条件。那么，什么是正常月经？

(1)月经周期：自月经第1天算起到下一次月经前1天止，中间相隔的时间为月经周期。多数妇女月经周期为28～30天，少数妇女月经周期或长或短。同一妇女月经周期也会因精神、体力、环境、疾病等各种因素发生变化，但周期在24～32天(3～5周)均属正常。有人2个月行经1次，但很规律，也属于正常。

行经期一般无严重不适，少数人有经前或经后轻度不适感，表现为下腹坠痛、乳胀、面部水肿、急躁、易疲劳、苍白等，均属于正常。

(2)月经期：也叫行经期，就是流血的时间。通常月经期为3～5天，2～8天内均属正常。开始第一天经血不多，以后两天增多，再以后逐渐减少，直至干净。也有的人月经行经三四天就干净了，过一两天又来一点，也不是病，属正常现象，俗称月经"回头"。但是，如果经期长达10天，甚至20天淋漓不尽，或者经期过短，只是"一晃"而过，这两种情况都属于月经不正常，应请医生诊治。

(3)经血量：女性经血量多少，个体差异很大，一般是整个经期出血20～100毫升，平均50毫升。月经的第二、三天出血量多，以后逐渐减少。如果每天换3～5次月经纸，就属于正常现象。有的人经血过多，换一次月经纸很快就湿透了,甚至经血顺腿往下流,这就属于非正常情况了。经血长期过多,对人体健康不利,会引起贫血。贫血对怀孕不利,应去医院治疗,治好后方可怀孕。

(4)经血颜色:经血中混有脱落的子宫内膜小碎片、宫颈黏液、阴道上皮细胞,其正常情况下不凝固,无血块,颜色是暗红色的。如果经血完全是凝固块;或者稀如水,颜色仅有点粉红色;或发黑发紫,都不是正常情况,应及时诊治。

总之,在怀孕前,要保证月经的正常,如有不正常现象,应在怀孕前治疗好,这对受孕有利。

6. 了解月经不调

月经不调也称月经失调,为妇女常见的疾病,其主要表现为月经初潮异常(或太早或太迟)、月经周期异常(月经先期、后期、先后不定期)、月经期异常(经期延长、经期过短)、月经血量异常(经量过多、过少、忽多忽少)、月经色质异常等。此外,月经或月经期间,全身情况表现异常,如经前乳胀、经行头痛、经行吐血、衄血、经行水肿、经行泄泻、经行失眠等,也属于月经失调范畴。所以,凡是月经在周期、经量、经色、经质等方面有异于正常情况,同时伴有身体其他方面的异常不适,都属于月经失调。

造成月经失调的疾病主要有生殖内分泌系统的疾病,如生殖器炎症、肿瘤等,可引起月经失调;生殖内分泌系统功能的疾病,如心理性闭经,导致内分泌失调,性激素分泌异常,使卵巢、子宫的周期性变化失常,导致月经失调;贫血、甲状腺功能低下或亢进、糖尿病、结核、肥胖病也会影响生殖内分泌系统正常功能,导致月经失调。

月经失调直接影响受孕,故发生上述变化,必须请医生检查治疗。请医生检查前,应将月经起止日期、出血多少(可用纸量的多少来说明)做记录,同时测量基础体温(在熟睡刚醒,未起床,未做任何体力活动时测量口腔温度),1 个月左右,以使医生尽快检查出月经不调的原因,采取治疗措施。

提示:

育龄女性如月经不调,应及早去看医生并积极治疗,不要等到想怀孕时才去治疗,月经不调会影响受孕。

7. 了解排卵期和排卵规律

妇女子宫两侧各一个卵巢,卵巢里有许多似水状的小泡,叫"卵泡"。未发育的卵泡称为"始基卵泡",每一个始基卵泡中有一个没有发育的卵细胞。卵细胞早在胎儿期3个月时就开始发育,胎儿7个月时这些初级卵细胞保持在静止状态,直到青春期后才开始发育。女性胎儿出生时,卵巢内约有10万个以上的始基卵泡,但妇女一生中仅有400～500个卵泡发育成熟。

妇女到成年期,在下丘脑和垂体促性腺激素的作用下,每个月有8～10个卵泡向成熟阶段发育,但一般只有一个卵泡中的卵子发育成熟,逐渐向卵巢表面移行并向外凸出,当卵泡接近卵巢表面时,该处表层变薄,最后破裂,发育成熟的卵子由卵泡中排出,此过程即为排卵。排卵时一般没有特殊感觉,但少数人可有下腹一侧酸痛,基础体温稍有升高。

卵细胞离开卵巢后称为卵子,落在输卵管附近。月经正常有规律,排卵的时间一般在两次月经的中间,月经周期28天的妇女,排卵一般发生在月经期的第14天。如月经周期不是28天,缩短或延长,则排卵期约在下次来月经前14天左右。卵子可由两个卵巢轮流排出,也有的一侧卵巢连续排出。排出的卵子经输卵管伞端抓起,进入输卵管,在输卵管壶腹部与精子相遇即受精。如24小时内没有受精,就开始变性。卵细胞在卵泡外生存的时间为数小时至4～5天,而排卵后15～18小时受精能力最强。

排卵是受垂体分泌活动的影响,而垂体又与下丘脑及大脑有联系,因此,排卵受到外界环境、人的情绪、身体状况、疾病、性生活等多种因素的影响而发生变化,所以推测排卵期要不断体验才可较为准确。

8. 认识生命的起始——卵子和精子

生育的基础是男方提供精子和女方提供卵子,精子和卵子各携带着父母的遗传物质,通过受精结合到一起,形成一个新生命。

精子是在睾丸的曲细精管内产生的。男性青春期发育以后,睾丸便拥有持续不断的生精能力。成年人睾丸重10～20克,而平均每克睾丸组织每天可以产生约10 000 000个精子。到40岁后,生精能力逐渐减弱,但60－70岁甚至个别90岁的老人还具有生精能力。因此男性的生育年龄明显长于女性。

卵子是由卵巢的原始卵母细胞发育而成。女性青春期发育后，正常情况下，每一个规则的月经周期排出一个成熟卵子，有时为两个。一个妇女一生约排出 400 个卵子，最多 500 个。卵子的发育起源于胎儿时期，形成于青春期，发育在育龄期，历时几十年。高龄孕妇的卵子历经数十年，可能出现畸形的概率就比较高。在 55 岁左右，女性就进入绝经期，卵巢失去排卵的功能，从此失去生育功能。

9. 精子是怎样形成的

男性生殖细胞称为精子。精子产生于睾丸的曲细精管内，它的形成需经历两个半月以上。根据生精细胞的细胞学特征，分为 3 个阶段。

(1)精原细胞分裂增殖，并产生精母细胞：在精子的形成过程中，要经过两次成熟分裂。第一次成熟分裂是由初级精母细胞分裂为次级精母细胞。这次分裂称为减数分裂，使细胞内染色体的数目减少一半。初级精母细胞中有 23 对染色体，其中含有 22 对常染色体和 1 对性染色体。在 1 对性染色体中，一个是 X 染色体，另一个是 Y 染色体。当初级精母细胞分裂时，23 对染色体平均分配到两个次级精母细胞内，即每个次级精母细胞中分别有 23 个染色体。由于性染色体分为 X、Y 两种，因此分裂后的一个次级精母细胞内含有 X 染色体，而另一个次级精母细胞内含有 Y 染色体。

(2)精母细胞减数分裂，形成单倍体的精子细胞：第二次分裂是由次级精母细胞分裂成精子细胞。经过这次分裂，每个染色体再分裂为二，整个细胞染色体分成两组，再分配到每个精子细胞内，因此精子细胞内的染色体与次级精母细胞的相同。两个次级精母细胞分裂成为 4 个精子细胞，它们的染色体均为 23 个，其中有两个精子细胞含有 Y 染色体，另外两个精子细胞含有 X 染色体。

(3)精子细胞变成精子：精子细胞不再分裂，而经过形态改变成为精子。精子形如蝌蚪状。精子的结构：由顶体、头、身体中部、尾四部分构成。精子的头部由精子细胞的核浓缩而成。而其他部分由细胞质形成。精子的头部含有遗传物质(染色体)。顶体含有蛋白质，帮助精子穿过厚厚的卵子外层。身体中部含有精子运动所需的能量物质。长长的尾巴帮助精子灵活游动。精子在附睾内可以存活数月，在女性生殖道内可存活 1～3 天，卵子受精能力仅能够维持 20 小时左右。

10. 影响精子数量与质量的因素

作为植物,想要开花结果,种子要健康;对于孕育新生命,活跃的精子至关重要。

女性能否成功怀孕,很大程度上取决于男性的精子质量和数量。影响精子质量的因素有很多。

(1)射精的频率:禁欲时间太长,精子的质量会随之下降。

(2)噪声:随着现代化的发展,城市噪声对健康的影响越来越突出。噪声会使人体内分泌紊乱,导致精液和精子异常。长时间的噪声污染可以引起男性不育。

(3)辐射:大量的辐射可引起男性睾丸组织结构的改变,增加精子的畸形率,降低精子数量、密度。日常生活中,辐射源很多,微波炉、电脑、电视机、空调、手机等都会产生辐射。因此,男性平时应尽量减少与辐射源的接触,但也不必过度紧张。

(4)汽车尾气:汽车尾气中含有大量有害物质,如二氧化硫、二氧化碳等。人体长时间接触这些物质会影响生殖健康。最严重的是,汽车尾气中的二噁英可使男性的睾丸形态发生改变、精子数量减少、生精能力降低。

(5)高热:"低温环境"是精子的最佳孕育环境,高温对精子来说是生存的残酷大考验。高温对睾丸会产生损害,不利于精子的生存。当局部环境温度比体温低1～2℃时,睾丸才能顺利产生精子。在现实生活中,男性应尽量避免在高温环境中停留过长时间。尤其是准备要孩子时要远离高温环境。

(6)烟酒:香烟中的尼古丁能杀伤精子,而酗酒则可能会导致男性生殖腺功能降低,使精子中染色体异常,从而导致胎宝宝畸形或发育不良。

(7)药物:有的药物对男性生育能力有不良影响。如镇静药、催眠药、抗癌药、激素类药、性保健品等药物会损害男性性腺功能,造成精子数量和质量下降,或通过影响性腺的内分泌功能导致性功能障碍。因此,准备要孩子的男性选择药物时要小心谨慎,须在医生指导下合理用药。

另外,农药(如马拉硫磷)、亚甲蓝等药物也会影响精子的运动能力,使精子数量减少,形态发生改变。

(8)饮食:缺锌会使男性性欲及性功能减退,多吃芹菜会减少精子数量,大豆中的某些成分也能造成精子数量下降。缺铁会使精子进入卵子的能力下降。所以,备孕的男性要适量多吃含锌、铁的食物,同时要适量。

多吃富含维生素 C 的新鲜蔬菜和水果,大蒜和香菇也能提高人体免疫功能。有些蔬果(如西瓜、葡萄和西红柿)可以增加不育男性的精子数量。

了解了影响精子质量和数量的种种因素后,为孕育健康的宝宝,在日常生活工作中要远离或减少这些不利于精子活力和数量的因素。只有这样才能保证精子活力与质量、数量,才能利于受孕优生。

11. 卵子是怎样产生的

卵子是人体最大的细胞,也是女性独有、产生新生命的母细胞。

(1)一个女性,当她还在妈妈子宫里的时候,小小的卵巢已有了数百万个卵母细胞,每一个卵母细胞都被包裹在一个原始卵泡中,妥善地收藏着,并来到人世间。一般来讲,女性一生能够成熟、排到卵巢外面等待受精的卵子,一共为 400～500 个。

(2)到了青春期,大脑垂体分泌的促性腺激素,使卵母细胞开始发育,但每月只有 1 个原始卵泡发育成熟(最多 2 个),将里面收藏着的卵子排出。

(3)成熟的卵子在输卵管壶腹部等待精子的受精,如果 48 小时以后还没有与精子相遇形成受精卵,就开始自然死亡了。

(4)1 个月后会有另一个卵子成熟并被排出,重复同样的过程,通常左右两个卵巢轮流排卵。

12. 打造优质健康的卵子

打造一个最健康的优质卵子是优孕优生的关键。打造优质的卵子要做到以下几点。

(1)远离和克服降低卵子质量的不良因素:常见的降低卵子质量的因素如下。

①经常吸烟、喝酒:烟的毒性会直接作用于卵子,使女性提早进入绝经期;长期喝酒更会伤害身体的整个激素系统影响卵巢的功能。

②经常熬夜、失眠、无规律饮食:熬夜、失眠、无规律饮食会给女性生殖健康带来严重的负面影响,导致卵子质量下降。

③受孕年龄超过35岁：从女性的生理规律来说，生育能力最强在25—30岁，30岁后缓慢下降，35岁以后迅速下降。女性从一出生开始，卵子就随身相伴，年龄会影响卵子的质量。所以，女性应在最好的年龄贡献最佳的卵子。

④接触受污染的环境：环境污染对卵子质量有一定影响，如果生活和工作中频繁接触化学物质、铅、麻醉药或X射线等化学污染、物理辐射及饮食污染，女性的卵子质量都会受到伤害。

⑤经期进行性生活：经期进行性生活，不仅有损备孕女性的身体健康，而且容易使女性的盆腔和阴道发生感染。另外，还会有损卵子的质量，降低受孕的机会。因此，夫妻间要科学地进行性生活。

⑥人工流产：人工流产后，妊娠突然中断，体内激素水平骤然下降，会影响卵子的生存内环境，从而影响卵子的质量和活力。

(2)提高卵子质量的做法

①备孕女性应吃有助于提升卵子质量的食物。运用食疗来提升卵子的质量，是备孕女性的首选，简单推荐几种经典的食物，希望对备孕女性有所帮助。

a. 豆浆：坚持每天喝豆浆，可调节女性内分泌，改善心情，进而可提高卵子质量。

b. 黑豆：可补充女性雌激素，属不可多得的提升卵子质量的食物，备孕女性不可错过。

c. 枸杞子：枸杞子与大枣一起泡水喝，可有效促进卵泡发育。

②采用中医方法。中医学中自古就有提高卵子质量的方法，如按摩穴位、针灸等方法。备孕女性可在医生指导下进行。

③选择适宜生育年龄(25—30岁)，这时的卵子质量最佳。

④尽量不要用排卵药。近年来，有些求子心切的女性把服用排卵药物作为实现自己怀孕愿望的首选。但医学专家认为，这种行为是不可取的。这是因为排卵药虽然能促进女性的卵巢排卵，但却无法控制排卵的数量。

⑤在排卵期不宜做X射线检查。X射线是一种波长很短的电磁波，能穿透人体组织，使人体体液和组织细胞产生物理和化学变化，从而使人体产生不同程度的损伤，对人体内的生殖细胞液具有杀伤性。排卵期是受精的最佳时期，也是孕育下一代的最佳时期。但如果女性此时接受X射线检查，很有可能会造成卵细胞或受精卵损伤甚至死亡，引起流产或胎儿畸形，因此这段时间不适

宜进行 X 射线检查。

13. 认识新生命是这样开始的

人的生命是从何时开始的呢？严格地说,应该从父亲的精子与母亲的卵子结合成功的一瞬间算起,所以说是父母亲给了胎儿的生命。

女子排卵:女子进入性成熟期后,每个月经周期一般有一个卵泡发育成熟排出卵子,排卵通常发生在两次月经中间,具体在下次月经来潮前的 14 天左右。排卵后卵子进入输卵管最粗的壶腹部,在此等待精子。

男子射精:男性一次射精能排出数亿个精子,能到达输卵管壶腹部的不超过 200 个。精子在输卵管内游动 3 天左右,在输卵管外侧壶腹部与卵子相遇。

受精:只有一个精子能和等待在输卵管内的卵子结合完成受精。这位幸运者将头部拱入卵细胞内,卵细胞表面便发生变化,以防其他精子进入。精子进入卵子,两性原核融合形成一个新细胞的过程称为受精。

当精子进入次级卵母细胞透明带时,标志受孕过程的开始。当精原核和卵原核的染色体融合在一起时,表明受孕过程的完结。新的细胞称为受精卵,是一个新生命的开始。

14. 了解孕育宝宝全过程

卵子受精是妊娠的开始,胎儿成熟后娩出及其附属物排出则是妊娠的终止。全过程约为 40 周。

精卵结合标志着新生命的诞生,受精卵是新生命的第一个细胞。

这个在输卵管壶腹部形成的受精卵,经过输卵管的蠕动,约需要 4 天时间被送到子宫腔内,称为着床。受精卵着床以后不断地进行细胞分裂,形成胚胎。

3 周左右,胚胎头尾分出体节,形成骨骼和肌肉,开始出现人形。

4 周后,胚胎手脚开始出现,并能分辨出头和躯干,脑部迅速生长,脑垂体及听神经开始发育,初步建立胚胎血液循环。

8 周后,心、肝、消化、泌尿和生殖器官形成并发育,心脏有跳动,脸部形成。从此胚胎期结束,进入胎儿期。胎儿在子宫内发育生长,发育成熟后直至妊娠足月从母体娩出。

提示：

胎儿的各器官在母体内迅速生长发育，大约经过280天，就会发育成熟。

15. 受孕必备的条件

受孕是一个复杂的生理过程，怀孕必须具备基本条件，缺一不可。

（1）睾丸能产生足够数量的、形态和活力均正常的精子，精液能顺利地输送。

（2）卵巢能产生正常的成熟卵细胞并分泌正常量的激素，而且输卵管管道畅通无阻。

（3）在女方排卵期前后一定时间内，夫妇进行正常和谐的性生活，男女双方的生殖器官构造和功能必须正常，能保证精子进入女性生殖道与卵细胞结合。

（4）好的子宫和正常的子宫内膜，必须适合于受精卵的着床和继续发育。

以上任何一个条件、环节出现问题，都可造成不孕与不育。

16. 男性生育具备的基本条件和指标

男性生育基本条件，必须具备以下4项基本条件，如果缺少任何一项，就会缺少生育能力。

（1）有正常的下丘脑、垂体、睾丸及其调节平衡的下丘脑释放激素、促性腺激素和睾丸激素。

（2）有正常的精子成熟、储存及输出通道，包括附睾、输精管、射精管和尿道。

（3）具有血液供给和神经支配正常的外生殖器，包括阴茎、阴囊。

（4）具有正常的附属生殖腺，包括精囊、前列腺、尿道球腺和尿道腺，这些附属腺分泌液与精子构成精液。

因此，男性生殖过程是在中枢神经系统、下丘脑、垂体、睾丸、生殖腺轴的内分泌腺调节控制下，通过精子发生、精子成熟、精子排出等一系列生理活动所完成的，其中任何一个环节的异常均可导致男性不育。

此外，还要了解影响男性生育能力的基本指标。

主要指标包括：①0.5小时内精子存活率小于50％；②6小时内，精子存活率小于 60%;③精子数量低于 600 万/毫升;④精子爬高难度试验小于 3 厘米;⑤畸形精子比例大于 30%。

辅助指标包括:①0.5 小时之内,精子的存活率为 50%~70%;②8 小时内精子存活率小于 20%;③精子数量是 600 万~1500 万/毫升;④精子爬高难度试验为 3~5 厘米;⑤精液 pH 小于 7.0 或大于 8.9;⑥精液量小于 1 毫升或大于 8 毫升;⑦1 小时精液不液化。

综合以上两项指标,可以将男性的生育能力分为以下 3 个等级。

0 级:精液符合主要指标中的 2 项和辅助指标中的 1 项,或只有 1 项主要指标,而辅助指标在 2 项以上。0 级表示几乎没有生育能力,即常说的不育症。

1 级:程度介于正常和没有之间,表示生育能力较低,但是仍有生育的可能。

2 级:精液的各项指标正常,表示具备正常的生育能力。

17. 女性受孕的必备条件

女性受孕条件必备以下 4 点,如条件之一发生异常,即可引起不孕。

(1)下丘脑-垂体-卵巢健康并功能正常。在其调控下有正常的排卵和健全的黄体功能。

(2)阴道口-阴道-宫颈-宫腔-输卵管健康、健全并全部畅通,有正常和谐的性生活,正常成熟的精子能穿过女性生殖道到输卵管壶腹部。

(3)输卵管功能良好,可拾捡卵子,使之进入输卵管,并在壶腹部与精子相遇受精,受精卵能移行至子宫腔。

(4)子宫内膜有充分的、同步的分泌期改变,受精卵能在宫腔着床。

除此以外,女性受孕应有健康体魄、愉快乐观的心情。

18. 和谐美满的性生活让受孕率更高

和谐美满的性生活标准是什么呢? 心理学家把性生活划分为 3 种性生活过程。

一是边缘性性生活,可概括为甜言蜜语的"悄悄话"。

二是过程性性生活,即试探性的爱抚动作,包括抚摸与接吻。

三是实际性性生活,即性生活过程。

三者的关系:需要双方的边缘性生活、过程性性生活都得到满足,才能进行实际性性生活,三者缺一不可。

而要想获得性满足,得到性高潮,夫妻双方必须在性生活中都获得满足,方可成为完全性生活,只有一方得到满足不能称为完全性生活。

完全性生活不但能加深夫妻间的情感,使生活更加和谐,而且对受孕优生也是十分有利的。这样的两"性"相悦,让受孕率更高,这需要夫妻双方共同努力。

这种夫妻性生活都得到满足的状态才是和谐的性生活基础,是每对已婚夫妻,尤其是备孕夫妻的共同愿望,更是精子与卵子有效结合的前提条件。

因此,夫妻要相亲相爱,争取性和谐,争取做到优孕优生。

19. 增加受孕率,提高性趣最有效

据研究证实,性高潮可增加怀孕的概率,渴望生育孩子的夫妇应努力增添性趣,享受性爱,这种方法比平时注重饮食和计算排卵期更有效。

英国谢菲尔德大学的研究人员说,男性在性生活时获得强烈性刺激,精子数量可增加一半,精子质量也更佳。同样,女性达到高潮的时候,阴道周围的肌肉会强烈收缩,有助于将精子吸进子宫颈和子宫。

20. 美满性爱增加受孕率

美满性爱是出生健康宝宝的基础,它包括掌握性爱时间、保证性爱感受和浪漫的态度。"从女性月经结束后的第一天开始计算,最容易受孕的生育期是第 10~16 天。"英国谢菲尔德大学妇产科教授比尔莱杰说,精子能够在女性生殖道内生存长达 3 天,所以在生育期内,至少隔一天进行一次性生活,这能提高受孕率。

但夫妻不能把生育视为性爱的全部目的。紧张、生活压力虽然不影响排卵,但会使人们脾气暴躁,如果性爱只是为了生孩子,那夫妻双方都会心生厌倦,进而演变为排斥性生活。

21. 生育不要过早或过晚

怀孕、分娩、生产及养儿育女等过程,对一个妇女来说,25-30 岁生育是最

理想的时间,而且如果是第一胎,最迟也不要超过 30 岁。

妇女生育过早不仅对身心健康不利,影响学习、工作和身体健康,而且还可能会有更危险的事发生。早孕会提高产妇死亡率。年龄在 20 岁以下的产妇死亡率高达 8.6‰。早孕妇女的婴儿死亡率也比较高。

宫颈癌的发病率早婚者比晚婚者要高出 3～7 倍,尤其是 18 岁以前生育者可高出 20 倍,20 岁以下生第一胎的,宫颈癌的发病率比 25 岁以上生第一胎的高 7 倍之多。

要认识到育龄妇女年龄越大,卵巢中的卵子越容易衰老,卵子在卵巢中储存的时间越久,接受感染、放射性等有害因素的机会就越多,这些都会增加染色体突变的机会,导致胎儿畸形。

医学上把 35 岁以上的孕妇定义为高龄孕妇。

现在,随着社会文明的进步、社会竞争的日趋激烈、生活节奏的加快及人们思想观念的更新,高龄孕产妇越来越多。近日《生命时报》报道,35 岁怀孕变难了,近日在广西南宁召开的中华医学会第四次生殖医学学术年会上,有关专家介绍,近 30 年的一些小规模生育研究结果显示,我国育龄夫妇生育力下降明显,但在全国范围内却没有相关数据。

专家表示,从 35 岁开始,女性卵子染色体的质量明显下降,到 40 岁左右时,卵子正常染色体的比率不到 50%,这会造成不孕和流产,还可造成胎儿畸形,45 岁以上流产的风险已经超过了 50%,卵子出现基因突变的概率达 23%,所以女性最好在 35 岁前完成生育,不宜过晚。

22. 丈夫年龄大会影响生育

随着年龄的不断增长,男性的生育能力也逐渐下降。研究证明,妇女年龄超过 35 岁或男子年龄超过 40 岁时怀孕,胎儿发生染色体异常的机会均明显增多。如果丈夫年龄超过 55 岁,妻子怀孕后胎儿发生唐氏综合征的概率比年轻男性高 2 倍。

23. 预防"缺陷宝宝"的措施

为了优生提高人口素质,必须减少和控制缺陷宝宝的出生,为此要采取有效措施,进行预防缺陷宝宝的出生。具体预防措施如下。

（1）避免近亲结婚。

（2）预防接种,预防孕早期感染风疹病毒等。

（3）避免营养不良,补叶酸和碘,预防孕早期营养缺乏。

（4）避免食用被病菌或细菌污染的食物。

（5）避免饮用含酒精、咖啡因等致畸因素的饮料。

（6）避免接触猫、狗、鸟等宠物。

（7）避免接触铅、苯、农药、放射性物质等致畸物。

（8）避免服用某些可致畸的药物。

（9）早期进行出生缺陷的产前筛查。

24. 是染色体决定了宝宝的性别

正常人体体细胞的细胞核里都有 23 对染色体。其中 22 对是常染色体,只有一对性染色体决定性别。性染色体分为 X 染色体和 Y 染色体两种。男性体细胞中的一对性染色体分别是 X 和 Y,即 XY 型;女性体细胞中的一对性染色体两个都是 X,即 XX 型。

精子和卵子所含染色体的数量是体细胞的一半,即 23 条染色体。女性产生的卵子只有一种带 X 的性染色体。男性产生的精子有两种染色体,带 X 色体或带 Y 染色体的精子各占一半。当带 X 染色体的精子和卵子结合,受精卵的性染色体为 XX,便是女胎。带 Y 染色体的精子和卵子结合,受精卵的性染色体为 XY,便是男胎。一次射精产生的精子可达几亿之多,是带 X 染色体还是带 Y 染色体的精子与卵子结合,完全是偶然的,是大自然的一种选择。

25. 生男生女的错误判断

（1）酸儿辣女:女性在怀孕期间饮食口味发生变化是常见的现象,根据每个人不同的口味,怀孕期间的口味变化也会存在差异。因此,"酸儿辣女"是没有科学道理的。

（2）尖肚皮生男孩,圆肚皮生女孩:一般来讲,身材比较丰满的人在孕期的肚子看起来会比较圆,而身材瘦小的准妈妈,肚皮就会呈尖形。因此,用这种方法判定生男生女是不科学的。

（3）怀孕的女性变丑为男孩,变美为女孩:很多人认为如果准妈妈皮肤变得光滑细腻,容光焕发,可能生女孩,相反,如果皮肤粗糙,面色暗沉,就可能生男孩。这种说法并没有科学依据。

(4)根据准妈妈进门的"男左女右"来判定胎儿性别:有的观点认为准妈妈左脚先进门时可能怀的是男孩,右脚先进门,则怀的是女孩。这是没有科学根据的。

(5)其他:根据准妈妈的体态、脉搏等变化来判断胎儿的性别。这些都是没有科学根据的。

26. 树立"生男生女都一样"的观念

受封建思想的影响,有些人(尤其在农村)到现在仍然认为只有生男孩才能传宗接代,于是,妻子生了男孩,便备受宠爱;否则,就会受到婆婆、丈夫的白眼,成了"受气包"。这样的观点是要不得的。

不管是男孩还是女孩都是爸爸妈妈的骨肉,都是夫妻双方爱情的结晶。此外,无论男孩女孩都享有平等的权利和义务,都有受到抚养的权利,将来也要履行赡养父母的义务。这些不会因为性别而在法律和道德上有所差异。

因此,从怀孕之前就应该树立起"生男生女都一样"的观念,不要给准备怀孕的妻子造成心理负担。不管最终的结果如何,都要用平常心来对待将来发生的一切。

27. 女性不孕的主要原因

(1)排卵障碍或不排卵:卵子和精子结合成为受精卵是生育的最基本要求,而有排卵障碍或不排卵的女性不能排出正常的卵子,也就谈不上受孕。

女性如果出现卵巢发育不良、卵巢囊肿、卵巢早衰或多囊卵巢综合征等,就会导致卵巢功能障碍,从而引起排卵障碍。也可因过度节食,使体重显著降低,而导致卵巢功能障碍,月经紊乱或闭经或排卵障碍。

(2)输卵管闭塞或粘连:输卵管具有运送精子、摄取卵子及把受精卵运送到子宫腔的重要作用,因此,输卵管不通或功能障碍也会造成不孕。造成输卵管闭塞或粘连的常见原因有输卵管炎或子宫内膜异位症。如果输卵管不通,精卵不能相遇,就无法实现受孕。

(3)免疫因素:如果女方子宫颈黏液或血清存在抗精子抗体,也不易受孕。

(4)妇科炎症：女性如果患有阴道炎、宫颈糜烂、子宫内膜炎、附件炎、盆腔炎或其他性传播疾病，由于炎症渗出物破坏局部环境，杀伤精子或引起粘连也会不同程度地影响受孕。

(5)生殖器官发育异常：子宫发育不良、子宫发育异常（如无子宫或未成熟的子宫）、处女膜闭锁、阴道或子宫畸形都会引起女性不孕。

(6)心理因素：包括焦虑、恐惧、悲观、紧张、自卑、幻想、抑郁心理，都可导致发生不孕。其中发生原因与性知识贫乏有关。

28. 男性不育的主要原因

(1)精液异常

①无精子或精子过少，先天性睾丸发育障碍或睾丸、输精管严重病变，多为永久性无精子。若是性生活过频，导致生精功能一度衰竭，多为精子减少而不是全无精子，且是暂时性的，减少性生活频度，可以恢复。

②精子质量差，精液中无活力的或死精子过多，或精子活动能力很差，或畸形精子超过30%，常可造成不育。

③精液理化性状异常，正常精液射出后很快凝成胶冻状，在之后的15～30分钟又全部液化。如果精液射出后不凝固，或液化不全，常提示精囊或前列腺有病变。此外一些细菌、病毒感染生殖道也可造成精液成分的改变，引起不育。

(2)生殖系统疾病：生殖系统可发生急性和慢性感染。急性感染常见有急性睾丸炎、附睾炎、精囊炎、尿道炎、前列腺炎等，均可因急性炎症的病理变化，而影响其结构与功能变化，使精子的质量与输送通道发生问题而影响生育。慢性炎症可由急性炎症期治疗不彻底而造成，但最多的是因特异性感染所致，如淋病、梅毒、精索静脉曲张、结核等疾病可造成不育。性病会影响精子的生成、发育和活动能力。外生殖器官损伤或畸形也可造成不育。

(3)性功能障碍：阳萎、不射精或逆行射精等性交障碍也会引起不育。导致阳萎的原因包括心理性、血管性、内分泌及药物作用等。

(4)内分泌紊乱：主要表现在睾丸分泌功能紊乱，睾丸间质瘤或睾丸分泌功能亢进，垂体分泌功能紊乱。垂体功能亢进早期可引起性欲亢进，继而发生性欲减退，以致发生阳萎。垂体功能低下可使性欲减退，睾丸萎缩；甲状腺功能紊乱，肾上腺分泌紊乱均会影响精子生成。

另外,还有重度营养不良,某些全身性疾病,经常接触放射线,高温作业,药物性中毒等均可导致不育。

29. 影响女性不孕的夫妻双方原因

(1)性生活不科学:性生活不科学有以下几种表现,有人性交从来没有性高潮,性高潮有无虽不是受孕的绝对条件,但性高潮时会有大量的分泌液产生,有利于精子向前运动。有人性交方法不对,只是把龟头放在阴道口而不插入,精液不能直接射入宫颈附近。有人性交次数太少,而且性交时间又正好碰不到排卵期。这些都能影响受孕。还有的人性生活过频也会影响精子的质量和数量。虽然男性每天都会生产大量的精子,但成熟的精子必须在睾丸里发育一段时间。如果急切地等待宝宝的到来,那么最好不要一天过一次或几次性生活,给精子留有充分成熟的时间,让它更好地和卵子结合。

(2)精神过于紧张:精神如果过于焦虑担心、心情过分紧张也可能导致不孕。

(3)免疫因素:精液中含有多种蛋白,这些蛋白可以作为抗原,在女性宫颈部位被宫颈上皮吸收,产生免疫反应,继而在女性血液中或阴道部产生抗体,这种抗体对精子可产生凝集或制动作用,影响精子活动造成不孕。

30. 不孕症宜及早检查治疗

不孕症是指婚后正常性生活,未避孕,同居 2 年而未能受孕者。据统计85％～90％的妇女婚后 1 年内受孕,40％的妇女在婚后第 2 年内受孕,所以有些专家或医生建议将不孕症诊断的时间标准定为婚后 1 年,以引起人们及社会的重视,采取积极的措施,解决这一家庭乃至社会的问题。有些夫妇,婚后性生活明显异常,或结婚较晚,不必机械地强调时间标准,可提前就医。

不孕症的分类较多,根据不孕的原因,可分为相对不孕和绝对不孕。①相对不孕是指夫妇一方因某种因素阻碍受孕或使生育能力降低,也就是暂时性不孕,如果导致相对或暂时不孕的因素得以纠正,仍有受孕的可能。②绝对不孕是指夫妇一方或双方有先天性或后天性解剖或生理方面的缺陷,无法纠正而不能受孕者。根据生育史可分为原发不孕或继发不孕。原发不孕是指婚后从未受孕者。继发不孕是指曾经受孕而后又不孕者。从生理的角度,不孕症可分为男性不育、女性不孕和男女双方不孕。

不孕症要及早检查,经过医院检查,明确了不孕不育的原因(除绝对不孕外)就应到医院进行积极治疗。随着科学技术的发展,中西医都对不孕症治疗效果有显著的提高,也会针对病人的实际情况拟定相应的治疗方案。只要相信科学,坚持治疗,相信会拥有一个可爱的小宝宝。

31. 可避免的不孕因素

造成不孕的因素很多,除了一些先天性因素、激素水平因素等不可预防外,有一些因素还是可以避免的。

(1)减少盆腔感染的机会,即避免婚前性行为导致性病的发生,切勿找庸医行人流术、堕胎术等,以免造成并发症。

(2)婚后在未计划生育前,要采取避孕措施,但最好不使用子宫内避孕器,不轻易做宫腔内手术。

(3)解除工作及情绪的压力,控制好体重,维持适当的体重,勿过度肥胖及过度消瘦,以减少排卵不良的机会。

(4)减少子宫内膜异位症的发生。晚婚女性,尤其是35岁以上的女性不要避孕太久。

(5)男方要提高精子的质量和数量,减少精神与心理负担。勿使阴囊长期暴露在高温或工业化学药品的环境中,减少服用抗高血压药物或戒烟戒酒,不吃损害性功能的食物等。

(6)心情愉快心态平和,保持乐观,这是怀孕的基本条件,心情不愉快,精神紧张可导致内分泌紊乱抑制排卵。

(7)适当的性生活,性交时注意卫生。

32. 了解人工授精及适应证

人工授精,包括采用丈夫精液(AIH)、供者精液(AID)和混合精液人工授精。根据精液的制备方法又分为新鲜精液和冷冻精液人工授精(冷冻精液可清除部分致病菌)。不论采用哪种精液,均是在女性的围排卵期(排卵前后的3~4天内,进行排卵检测),将精液注入宫颈管和宫颈周围。

AIH适用于丈夫不能完成正常性生活的不孕夫妇,如男性尿道上裂、下裂,逆行射精和严重早泄等;而 AID 则适用于丈夫严重少精症、无精症,以及男方有遗传病的夫妇。混合精液人工授精可用于丈夫精液量偏少或收集不全,而与供者精液混合后同时使用。

最近几年,宫内人工授精(IUI)的应用越来越广泛,IUI 是将精液洗涤处理,去掉精浆、前列腺素及细菌等,然后人工注入女方子宫腔。一般采用新鲜的丈夫的精液,也可用供者的精液及冷冻精液,适应证有:

①精液异常:精液异常包括少精症、精液过于黏稠或不液化等情况。

②精子不能进入阴道:精子不能进入阴道包括阳萎、早泄、不射精、生殖道异常等情况。

③宫颈及黏液异常:宫颈及黏液异常包括宫颈炎症及宫颈黏液中存在抗精子抗体等情况。

人工授精的禁忌证:女方有全身性疾病或传染病,严重生殖器官发育不全或畸形,严重子宫颈糜烂,输卵管欠通畅或排卵障碍等。

 提示:

一般人工授精只应用于已婚夫妇。

33. 了解什么时候采用试管婴儿技术

试管婴儿技术即体外受精——胚胎移植(IVF-ET),是 1978 年才成功并迅速发展起来的助孕技术。我国自 1988 年首例试管婴儿诞生以来,广州、上海、浙江、湖南、山东等地也相继有了成功的报道,而且近年国内生殖医学的发展几乎与国外同步,某些方面已领先。

试管婴儿是在女性的体内提取一枚成熟的卵子,把这枚卵子与男性的精子放入同一个培养基中,等待受精卵的形成。在受精卵形成后,受精卵培养成2~8 个细胞的早期胚胎时,将其送回母体子宫中去,继续发育直到分娩。试管婴儿也不是适合所有不孕不育的患者,如果有以下情况可采取试管婴儿试试。

(1)输卵管因素造成不孕:输卵管因素造成的不孕包括输卵管闭塞、积水或粘连等。

(2)男性因素导致的不孕:男性因素导致的不孕包括精液异常、少精、弱精或无精等。

（3）子宫内膜异位症引起的不孕：子宫内膜异位症经药物或手术治疗后仍不能受孕的患者可以采用试管婴儿技术。

（4）卵巢因素造成的不孕：如果卵巢发育不良或早衰，无法排卵，就需要使用供者卵子受精。

（5）人工授精失败：多次使用丈夫精液人工授精或用供精者人工授精失败时，可以采用试管婴儿技术。

十一、祝贺你怀孕了

1．了解怀孕征兆

女性怀孕后生理上变化有如下几方面。

（1）月经没按时来或血量很少：由妊娠引起的最大变化就是停经，月经没按时来，母体受孕后，会增加激素的分泌，如果一向很有规律的月经周期，突然到期未来，甚至迟了两个星期还没有来，即使偶有出血或血量很少，这时就要注意是否已经怀孕了。

（2）基础体温的上升：基础体温是指身体不动、安静睡眠时的体温。

女性在排卵后形成的黄体分泌一种激素，由于激素的作用基础体温稍稍上升。通过测量体温捕捉体温变化，便可以了解月经期、排卵期。

每月正常排卵的女性基础体温呈现一定的周期。从月经期到排卵期为低温期，排卵后的 2 个星期左右为高温期。此后体温下降，开始下一次的月经期。

如果怀孕了，那么即使到了预计的经期，体温也不会下降，高温一直持续到怀孕 14 周左右。

（3）晨吐：一般人在怀孕 5～6 周后早晨会出现恶心、呕吐、食欲缺乏等不舒服症状，50％～90％的孕妇都会出现此类症状。

（4）乳房变化：怀孕后由于激素的影响，乳晕、乳头变黑、增大。另外整个乳房变硬、发胀，有疼痛感。

（5）尿频：怀孕后子宫逐渐变大，膀胱夹在子宫和耻骨之间受到压迫加上血液循环加速,难免时常感到尿急尿频,老想上厕所。

(6)便秘:怀孕期间由于黄体酮的作用,促进排便的肠运动功能减弱。这和子宫增大、大肠受到压迫也有一定关系。

(7)白带增多:白带主要是位于子宫入口处的宫颈分泌的黏液,怀孕后由于激素的影响,新陈代谢活跃,所以白带会增多。

(8)情绪不稳定:女性激素分泌活跃,激素平衡被打破,容易急躁,或者动不动就流泪,情绪极不稳定,有时整天恍恍惚惚的,干什么都提不起精神,身体易疲乏劳累,睡眠增多。

2. 妊娠判断的方法

准备怀孕的女性自身感觉有一些怀孕的征兆后,因在妊娠6周之前,有些征象还不明显,可到妇幼医院借助于一些客观指标进行判断是否怀孕。

(1)基础体温:排卵后的基础体温要比排卵前高些,上升0.5℃左右,并且持续12~14天,直至月经前1~2天或月经第1天才下降。如果连续测试3~4天,即可判断是否已经妊娠。

(2)宫颈黏液:妇女在妊娠后,卵巢的"月经黄体"不但不会萎缩,反而进一步发育为"妊娠黄体",分泌大量孕激素。因此,宫颈黏液涂片可见许多排列成行的椭圆体,医生见到这么多的椭圆体就可断定妊娠现象。

(3)妇科检查:妊娠期间,生殖系统,尤其是子宫的变化非常明显。月经刚过几天时进行妇科检查,如果检查发现阴道壁和子宫颈充血、变软,呈紫蓝色;子宫颈和子宫体交界处软化明显,以致两者好像脱离开来一样,子宫变软、增大、前后径增宽而变为球形,并且接触子宫引起收缩,则可断定已经妊娠。

(4)B型超声检查:若怀孕5周时,用B型超声检查,显像屏可见妊娠囊,孕7~8周时出现胎心搏动。

(5)妊娠试验:妊娠试验就是检测母体血或尿中有无绒毛膜促性腺激素,如果有,说明体内存在胚胎绒毛滋养层细胞,即可确定妊娠。

3. 用早孕试纸自我测试妊娠

在怀孕的自我检测中,使用率最高的就是测孕试纸,也叫早孕试纸。虽然测试纸号称具有99%的准确率,不过据专家统计,测孕试纸的正确测试率差异很大,在 50%～98% 不等。女性在家里做怀孕自我测试,在没有任何外界指导的情况下,一般测试结果只能达到 50%～75% 的准确率。

女性在家中只能根据说明使用试纸,测试结果不论是颜色反应,还是线条反应,有时似是而非,不容易看懂。

除此以外,要获得精确的测试结果,还存在其他障碍。虽然许多测孕试纸上都标明女性在错过正常经期 1 天之后便可做怀孕自测,但实际上,这是因人而异。所以,最好在月经期迟来 2 周后做怀孕自测,这样结果会可信些。如果在晚间做怀孕自测,准确率会或多或少地受到影响。一般来说,用早起第一次排出的尿液会测出最准确的结果。同时,有不少非怀孕因素也会导致测试结果呈阳性,如尿中带血、近期有过怀孕、卵巢肿瘤等。

使用试纸自我测试要注意以下两点。

(1)注意包装盒上的生产日期,不要使用过期的测试卡,因为化学药物时间长了,容易失效。

(2)要认真仔细读测试卡使用说明,然后严格谨慎按说明去做,如果怕自己检测不准,可在医生指导下完成,但最好去医院检查,确认是否怀孕。

 提示:

不要把假孕当真孕。

非孕性闭经。虽然不来月经是怀孕的重要征兆,但不来月经并不都是怀孕。因为精神压力及精神刺激、内分泌功能低下、子宫发育不良或卵巢异常可以引起月经推迟或闭经;体弱的女性受环境的影响,月经周期也会发生变化;平常月经不调或月经周期长的女性也会出现非怀孕性闭经。

4. 去医院看医生诊断怀孕

我们从怀孕的征兆中,虽然可大致判断是否怀孕了,但外行人的判断总是难以准确的。有时自己以为是怀孕了,但实际上是卵巢发生疾病、子宫外孕或葡萄胎等异常的病态。所以还是应该接受医院的诊疗,做切实的诊断才对。

去医院要找妇产科专职医生,一个好的妇产科医生既有丰富的知识、经验,又有优良的技术。

到医院看医生主要是确定是否怀孕。到妇产科诊室后,一般医生要进行问诊,比如本人的健康情况、月经状况、性生活情况及家人的健康情况等,应耐心认真地一一回答,这对确定是否怀孕及孕育宝宝有着重大作用。

问诊后就要开始身体检查。为了确定是否怀孕,必须从外面观察子宫的膨胀情况和乳房的状态,然后诊视子宫等性器官,要认识这个检查是绝对必要的,应愉快地接受检查与指导,千万不要拒绝,其他还会检查血压或尿液,也可能做全身的检查。

在到医院之前,要做好就诊前的思想准备,对于医生的询问要确切地回答,以便得到正确无误的诊断。

5. 学会计算预产期

(1)一般计算方法月经逆算法:预产期的计算方法是末次月经的月份加 9 或减 3,日期加 7。

例如,末次月经时间为 7 月 9 日,预产期应这样计算:7－3＝4(月),9＋7＝16(日),即预产期在次年的 4 月 16 日。末次月经时间指末次月经见血的第 1 天。

预产期就是预计分娩的日期,医学上通常以周为计算单位,即孕周。实际分娩日期在预产期前后两周都属正常。

(2)据早孕反应的时间推算:这种推算预产期的方法一般在孕妇记不清末次月经的时间或月经不规律、哺乳期、闭经期妊娠时采用,一般妊娠反应在闭经 6 周左右出现,这时,预产期的推算方法是:出现早孕反应加上 34 周,为估计分娩日。

(3)据胎动出现的时间推算:一般情况下,孕妇在怀孕 18～20 周能感觉胎动出现,那么按胎动推算预产期的方法是胎动出现日期加上 20 周就能推算出大致的预产期。

(4)通过 B 超检查推算分娩日:主要通过 B 超测双顶径(BPD)、头臀长(CRL)及股骨长(FL)进行测算。孕早期 B 超对胎龄的估计较为准确。

6. 寄语孕妇

如果已确定怀孕,这是一件非常值得高兴的事,从这时起就应该为孕育一个健康聪明的宝宝做些必需的事情,这也是做父母的责任。准妈妈首先要保持心情愉快,增加营养,充足睡眠,适当运动,定期体检,预防疾病,做好孕产期保健,同时学习掌握胎教知识,有序进行胎教,以良好的心情迎接可爱宝宝的降生。